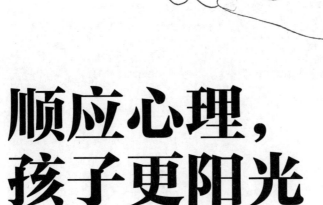

顺应心理，
孩子更阳光

——儿童抽动症与强迫症康复指南

维尼老师◎著

青岛出版集团 | 青岛出版社

图书在版编目（CIP）数据

顺应心理，孩子更阳光：儿童抽动症与强迫症康复
指南 / 维尼老师著 . — 青岛：青岛出版社，2024.9
　　ISBN 978-7-5736-1909-9

　Ⅰ．①顺… Ⅱ．①维… Ⅲ．①小儿疾病 – 神经系统疾
病 – 康复 – 指南②小儿疾病 – 强迫症 – 康复 – 指南 Ⅳ.
① R748.09–62

中国国家版本馆 CIP 数据核字（2024）第 028497 号

书　　名	顺应心理，孩子更阳光——儿童抽动症与强迫症康复指南
著　　者	维尼老师
出版发行	青岛出版社
社　　址	青岛市崂山区海尔路182号（266061）
本社网址	http：//www.qdpub.com
邮购电话	0532-68068091
责任编辑	尹红侠
装帧设计	八牛
制　　版	青岛乐喜力科技发展有限公司
印　　刷	青岛双星华信印刷有限公司
出版日期	2024年9月第1版　2025年4月第2次印刷
开　　本	16开（710 mm × 1000 mm）
印　　张	16.25
字　　数	210千字
书　　号	ISBN 978-7-5736-1909-9
定　　价	58.00元

编校质量、盗版监督服务电话　4006532017　　0532-68068050

我的抽动症和强迫症经历

将近四十岁时，我才知道伴随了十多年的那些动作原来是抽动。

我不记得自己小时候有没有抽动动作，即使有也不怎么明显，或者很少，到了高中，出现了一些抽动动作。不过在高三之前，动作不多，也不大明显，偶尔会动一下。

到了高三，我经常做模拟试题，还有意模拟考试紧张的感觉，让自己过于紧张和疲劳，出现了紧张型头痛，头部、颈部肌肉会不由自主地抽动。

到了大学，用脑方式不合理，我依然经常头痛，头部不舒服的感觉变得更加明显，再加上性格和心理不大成熟，情绪波动比较多，抽动逐渐增多。二三十岁时，抽动很明显，身体的很多部位都抽动过，下巴、胳膊、腹部、臀部、大腿都抽动过。有一次在食堂吃饭，我发现坐在对面的一个人在看我，我这才意识到自己的下巴在动，可能让他觉得有些奇怪。

这些年，我专注于自我心理成长，心情变得越来越平静，紧张型头痛逐渐好转，身体不舒服的感觉越来越少，再加上对抽动进行适当的自我克制，虽然从来没有注意过什么"抽动症禁忌"，也没有经过专门治疗，但抽动动作自然减少了。

时至今日，我的抽动动作已经大大减少了，下巴、腹部、臀部、大腿等部位不再抽动了，胳膊偶尔会抽动一下。由于紧张型头痛的问题尚未完全解决，因此头皮下的肌肉还会抽动。近几年，有几个时期出现眨眼的动作（青少年时几乎没有），会持续一段时间。之所以会出现眨眼动作，往往是因为感觉眼睛不太舒服，有时与眼睛干涩、疲劳有关，有时与紧张的情绪有关。通过放松情绪和减少头部的不舒服感，再加上慢慢克制，过上一段时间，眨眼动作就会消失。这些症状为我观察和分析抽动症提供了宝贵的机会。

在研究心理问题的过程中，自身体验是非常重要的。如果经历过某种心理问题，往往就相对容易深入理解其本质。抽动症也是如此，有了亲身经历，就能深入理解其机理，并且找到改善的方法。

十几年前，我开始从事家庭教育咨询工作，接触了一些有抽动症状的孩子，才发现自己以前的那些动作原来是抽动动作。结合自己的体验和咨询的实践，我逐渐对抽动症的本质、规律、康复方法有了比较系统的见解。我把这些理念与方法进一步应用到抽动症康复咨询中，效果不错，得到了大量的验证。这就是从实践中来，再到实践中去的研究路线。

我认为，常见的抽动往往是人感觉不舒服时肌肉不由自主的、习惯性或条件反射式的收缩。不舒服的感觉可能源自兴奋、激动、生气、紧张、烦躁、焦虑等情绪，也可能源自身体某些部位不舒服。一般说来，父母不合理的教育方式和孩子敏感脆弱的性格是孩子出现负面情绪的主要原因。因此，改进父母的教育方式，改善孩子的性格，让孩子保持良好的情绪状态，是抽动症康复的主要途径。这种康复的理念和方法在我的大量咨询中得到了验证。

回顾这些年做过的抽动症相关咨询，在确定医生的诊断基本正确之后，我便不大关注孩子的症状，基本上转入家庭教育咨询模式，帮助父母调整自己的心态和情绪，指导父母与孩子更好地相处，改善孩子的性格。以上这些方面得到改善了，孩子的抽动症状往往自然得以改善或者消失。

我在二十多岁时出现过一些强迫症状，通过研究逐渐解决了这些问题，并且形成了自己的理论和方法。我在四十多岁时还出现了反复检查汽车手刹的行为，经过一段时间后成功解决。在咨询中，我遇到一些有强迫症状的孩子，虽然有的孩子的强迫症状很难解决，但是大部分咨询效果不错。我遇到很多有抽动症状且伴随强迫症状的孩子，所以我也把强迫症状的康复方法归纳总结出来，并提供一些真实的案例，这样家长就能初步了解如何去应对，至少不会做出错误的事情。

家长在阅读本书的同时，最好同时参考我的其他著作《顺应心理，孩子更合作》《顺应心理，轻松度过青春期》《内心的重建》。抽动症和强迫症的康复涉及家庭教育方式的转变、孩子性格与心理的调整，也涉及孩子学习等常见问题的解决，由于本书篇幅的限制，有些内容只是点到为止，家长如果希望了解更加详细具体的内容，就可参考这几本书。

维尼老师

2024 年 2 月

目录

抽动症的机理 第一章

　　根据《中国精神障碍分类与诊断标准》（第三版）的定义，抽动是不随意的、突发的、快速的、重复的、非节律性的、刻板的单一或多部位肌肉运动或发声。

　　根据抽动症康复咨询经验和自身康复经验，我提出了有关抽动症的机理和成因的新见解。

抽动症的机理和成因

我读过一些关于抽动症的书籍和文章，这些书籍和文章对抽动症的描述比较复杂深奥，抽动症的成因也似乎成谜。很多家长对此很困惑，不知道该怎么帮助孩子康复。所以，了解抽动症的机理和成因就显得很重要。

一、抽动症简介

我认为，常见的抽动是人感觉不舒服时肌肉不由自主的、习惯性或条件反射式的收缩。不舒服的感觉可能来自情绪，也可能来自身体。

回顾自身抽动的经历，我发现了这样的现象：身心都感觉舒服的时候，抽动动作往往比较少；情绪让人不舒服（难受）时，或者身体感觉不舒服时，抽动动作往往比较多。通过和家长、孩子的交流，我发现这样的现象比较普遍，发声也是如此。

其中，让人不舒服的情绪既包括害怕、担忧、郁闷、愤怒、紧张、急躁、烦躁、焦虑等负面情绪，又包括兴奋、激动等中性情绪。

身体上的不舒服既包括感冒、发热、鼻炎、咽炎、结膜炎等疾病，又包括疲劳、瞌睡、疼痛、肌肉紧张僵硬等身体状态。

以下是我和一位妈妈的交流内容：

> 妈妈：孩子有一段时间没出现抽动症状了，最近总着凉，会流鼻涕，还会咳嗽。孩子在春天容易上火。孩子在家里比较放松愉快，最近没去幼儿园，不知道为什么又出现症状了。
>
> 维尼：孩子身体不舒服，可能引发抽动症状，这是正常的。

抽动症状通常包括抽动动作和发声两大类。抽动动作一般属于肌肉的收缩，那发声呢？让我们考虑一下声音是如何形成的，喉咙发声来自声带及周围肌肉群的收缩，吸鼻子的声音也是来自与呼吸相关的肌肉的收缩，所以，发声往往也是肌肉习惯性收缩引起的。

这种肌肉收缩往往是一种条件反射，在孩子感觉不舒服时不由自主地、习惯性地出现，不需要经过大脑有意识思考就能完成。另外，孩子感到紧张、烦躁、焦躁时，或身体感到难受时，往往需要通过抽动来缓解不舒服感。所以，抽动往往不容易自控，越感觉不舒服就越难以克制。

很多人觉得抽动奇怪，其实在情绪的驱动下，肌肉不由自主地、习惯性收缩是一种常见的现象。举几个常见的例子：在感到开心的时候，有的人会咧开嘴笑；在感到疑惑、烦恼的时候，有的人会不由自主地皱起眉头；在感到不屑的时候，有的人会撇撇嘴。这些动作不需要经过思考就会完成，都是肌肉习惯性收缩的结果。另外，还有其他部位的肌肉习惯性收缩，比如在感到紧张或烦躁时，有的人的背部肌肉会紧张，甚至导致背痛。我曾患肌肉紧张型头痛多年，在心情不平静或者身体（尤其头部）不舒服的时候，头部肌肉就会习惯地、不由自主地收缩或抽动。

所以，肌肉收缩往往普遍存在，只不过像咧嘴笑、撇嘴、紧皱眉头这样的动作很常见，大家觉得很正常；背部或头部肌肉紧张往往不容易被观察到，所以一般被归类为背痛或头痛；而抽动动作或者发声看起来有些奇怪或者不寻常，容易引起关注，就被归类为抽动症。

从更广阔的范围来看，有情绪波动时肌肉变得紧张属于比较普遍的现象。比如：打针或抽血时，有的人感到害怕，所以肌肉会变得紧张；当众讲话或感到气愤时，有的人的手会发抖；有的孩子怕狗，每次见到狗时全身的肌肉会变得紧张，会紧紧地抓住父母的胳膊。一位公司中层说，最近他总是莫名地焦虑，颈部肌肉不由自主地紧张，以前他并没有意识到，但如今好像形成了条件反射。这些现象和抽动有相似之处，尤其是在感到紧张、焦虑时肌肉会变得紧张，这是很多人都会有的现象。也就是说，在情绪的驱动下，肌肉往往会不自主地紧张。

抽动不全是坏事，也具有一定的积极作用，有助于缓解不舒服的感觉。先说说发声。一般人生气时有可能骂人或吼叫，借此把愤怒的情绪宣泄出去，就感觉"解气"了，舒服了。抽动发声中的秽语也有同样的作用。

　　抽动动作有什么积极作用呢？我们来了解一下心理学行为疗法中的肌肉放松训练方法：在一般情况下，肌肉放松训练程序要求来访者先自行紧张身体的某一部位，如用力握紧拳头 10 秒钟，使之有紧张感，然后放松 5 ～ 10 秒钟。经过这样多次紧张和放松的交互练习，来访者在需要时，便能随心所欲地放松自己的身体。用来进行肌肉放松训练的身体部位通常是手掌、手臂、脸部、颈部、躯干，以及腿部等。从下面的训练指示语中可以看出，其动作和抽动有相似的地方（只不过肌肉放松训练的动作比较慢，而且是有意进行的）：收紧腹部肌肉，感受腹部的紧张，放松；收紧腿部肌肉，伸直双腿，感受腿部肌肉的紧张，将双腿放回原来的姿势，放松。其原理：先让肌肉紧张起来，然后松弛下来，就能体会到放松的感觉。

　　同样，孩子出现抽动，也如同在感觉不舒服时将肌肉收缩一下，这样也许就会带来放松的感觉，会让自己感觉舒服些。

　　抽动如果不频繁，就能在一定程度上起到宣泄、放松的作用。抽动如果过多，就容易让孩子感觉不舒服或者难受。比如，用力眨眼睛最初能缓解眼睛不舒服的感觉，但是眨多了，眼部肌肉就会疲劳，孩子就会感觉不舒服。也就是说，抽动过多或者过于用力，不但起不到放松的作用，还会更加难受。

　　一个上五年级的男孩对我说，刚开始抽动几下还有些舒服，抽动多了就不舒服了。

二、抽动症的成因

孩子为什么会患上抽动症呢？在我看来，有的是因为家庭教育存在问题，父母或者过度压抑孩子，或者过于严厉，或者过于严格，或者经常逼迫孩子，或者经常冲孩子发火，导致孩子的情绪经常变差；有的是因为孩子性格敏感脆弱，或者喜欢追求完美，或者争强好胜，或者遇到事情时容易着急，担忧，焦虑，孩子如果经常处于不良的情绪之中，就容易通过抽动来宣泄情绪；有的是因为孩子身体不舒服，这也有可能引发抽动，抽动形成习惯之后，即使身体没有不舒服，在情绪不大好的时候也容易出现抽动。

不少孩子经常出现紧张、烦躁或焦虑的情绪，但为什么患抽动症的孩子只占少数呢？可能有以下几个原因：有的孩子感觉烦躁或焦虑时会发脾气，一旦把情绪宣泄出来，抽动的可能性就降低了；有的孩子忘得快，情绪很快就好转了，也可能不会出现抽动；有的孩子的不良情绪频发，父母又不让孩子发脾气，孩子无法把情绪宣泄出来，或者孩子比较纠结，想得多，忘得没有那么快，不良情绪积累多了，总要找一个宣泄的出口，出现抽动的可能性就会大一些。

最初抽动的出现有一定的偶然性，但是多次出现之后，就容易形成肌肉的记忆，成为习惯或条件反射。比如，在某个情绪糟糕的时候出现了多次某种抽动动作，或者在眼睛不舒服的时候偶然出现了频繁眨眼的动作，或者在喉咙不舒服时屡次清嗓子，等等，这样就容易形成肌肉记忆。在此之后的一段时间内，如果孩子不舒服的情绪频发，孩子的情绪需要得到宣泄，那么这些有肌肉记忆的动作往往就会持续出现，从而建立起不舒服感和抽动之间的条件反射，形成抽动动作或发声，以后在感觉不舒服时就会自动出现抽动或发声。

什么是肌肉记忆（Muscle Memory）呢？人体的肌肉是具有记忆效应的，同一种动作重复多次之后，肌肉就会形成条件反射。人体肌肉获得记忆之后遗忘的速度比较缓慢。

三、孩子患上抽动症是因为生理上出了问题吗？

一位妈妈问：孩子患上抽动症是不是因为孩子生理上出了什么问题？是神经炎症还是神经损伤？是不是大脑皮层出了问题？

一个8岁男孩，患有抽动症，时不时挤眼睛，扭脖子，清嗓子。妈妈以为孩子患的是生理疾病，一直带孩子去医院，孩子吃过中药，也吃过西药，但是不见好转。咨询时，我发现：妈妈对孩子要求过严，过高，经常训斥孩子，经常冲孩子发火；孩子很要强，对自己要求过高，性格急躁，容易生气。这两方面的因素都让孩子的情绪变得糟糕，让孩子感觉难受、痛苦，这是孩子抽动的主要原因。后来我主要针对这两方面进行调整，孩子的症状不久就消失了。

从我的咨询实践来看，只要父母改善教育方式，调整好孩子的性格，不需要让孩子服用药物，也不需要做其他的治疗，很多孩子的抽动症状就可能在短期内消失。

当然，抽动的发生有时与生理有一定关系。肌肉抽动是一种生理现象，而身体的不舒服感也是抽动的重要诱因。比如：感冒、发热、喉炎、结膜炎等疾病容易诱发抽动症状；脖子扭动可能与颈部肌肉紧张或颈椎疲劳有一定关系；频繁眨眼与眼睛不舒服有一定关系。

另外，抽动多了，容易导致肌肉疲劳，从而进一步引发抽动。

以前有一段时间，我出现过转眼球的情况。通过自我观察发现，这与情绪紧张有关，也与头部感觉不舒服有关，眼睛干涩、疲劳时也容易转眼球。此外，眼球转得多了也会导致眼睛疲劳，增加了转眼球的可能性。所以，我一方面调整情绪，尽量保持头部舒适；另一方面对眼睛进行护理，热敷或贴上眼贴，让眼睛得到放松，还能缓解眼睛的疲劳。另外，贴上眼贴之后，我能够意识到眼球的转动，这样有助于自我克制。闭上眼睛，将手指放到眼睛上，我就能感受到眼球的转动，也方便自我克制。对相关穴位进行推拿，也有助于眼睛的放松。

一个 10 岁男孩，以前出现过不少抽动症状，有段时间又出现了转眼球的现象。孩子说眼睛有些不舒服，我建议妈妈带孩子去医院看看，医生后来诊断孩子的眼睛有炎症。用药之后，过了几天，孩子的症状明显减轻了。只不过这种转眼球的现象形成了习惯，后来依然持续了一段时间。

四、成人抽动症

我在咨询中很少遇到成人抽动症患者，我对成人抽动症的认识主要基于自己的经历。

在生活中，可以看到有的成人频繁地眨眼睛，一般来说，这是一种抽动症状。成人抽动症和儿童抽动症大体类似，往往都是对情绪或身体的不舒服感觉的习惯性反应。回顾我自己的经历，当出现紧张、烦躁、焦虑的情绪时，抽动往往会明显增加。另外，当头部感到不舒服时，抽动往往也会不自觉地增多。所以，可以从改善情绪和让身体变得舒适两个方面来缓解抽动，在此基础上再尝试进行循序渐进的、顺其自然的自我克制，详细内容请参考本书第六章第四节《对抽动进行自我克制》。

在我看来，处于不同年龄阶段的抽动症表现大体类似，往往都是感觉不舒服时肌肉在不由自主地、习惯性地、条件反射式地收缩。

不舒服的情绪来源是处于不同年龄段的抽动症患者的主要差别。对于幼儿和低年级小学生而言，父母不当的教育方式往往是孩子不良情绪的主要来源。到了小学高年级或初中，学习的压力对孩子情绪的影响越来越大。成人阶段导致不良情绪的因素与儿童阶段有所不同，父母的影响变成了次要因素，甚至变得并不重要，自身性格的因素变得更加重要，工作压力成为不舒服情绪的来源之一。

常见的抽动症状

常见的抽动症状包括运动性抽动（在本书中简称"抽动动作"）和发声性抽动（在本书中简称"发声"）。

一、运动性抽动

运动性抽动一般是指肌肉习惯性的、不由自主的收缩。常见的抽动动作主要包括以下两类：

（1）头部动作。头部动作包括用力眨眼、挤眼、转眼珠、翻白眼、抬眉毛、张嘴、下颌动、扭头、甩头、点头等。

（2）身体动作。身体动作包括扭肩、胳膊抽动、甩胳膊、甩手、腹部抽动、臀部抽动、腿部抽动、脚部抽动等。

在某一时刻，以上这些动作可能只出现一个，也可能出现多个。在不同的时期，先后会出现不同的动作。某个动作消失后，可能过一段时间会重新出现。

要想判断抽动的严重程度，主要看动作的频率和强度。如果某一动作出现的频率高，力度大，就说明症状有些严重。在频率和力度相近的情况下，同时出现几个动作，比只出现一个动作更严重些。

假如一两天内出现多种动作，但是每次出现的动作只有一两个，这并不说明抽动变得更严重了。

根据我个人观察，有的动作消失了，以后可能再也不出现了，比如腹部的抽动等；有的动作消失之后一般不再出现，但是在紧张时偶尔会再次出现，比如胳膊抽动、臀部抽动等；有的动作在消失一段时间之后会重新出现，比如转眼球等。

有一些复杂动作，比如反复出现的一系列连续无意义的动作，不见得是抽动动作，有可能属于强迫症状。这需要具体分析与鉴别。

二、发声性抽动

（1）简单发声性抽动。简单发声性抽动包括吸鼻子、清嗓子、干咳、咳嗽、喊叫、哼哼、犬吠、鸟鸣、咕噜等。

对于像吸鼻子、清嗓子、咳嗽这样的情况，需要先排除病理性的症状，比如感冒、鼻炎、咽炎等导致的症状就不属于抽动发声。

出现发声并不代表抽动严重。只是如果在教室发声，声音比较大，或者比较频繁，就容易影响其他同学，好在这种情况比较少。另外，既出现发声，又出现抽动动作，并不代表症状严重。

（2）复杂发声性抽动。复杂发声性抽动包括发单音、说单字、说词组或短句等，多为骂人的粗话或脏话，临床称为秽语。

有的已经被确诊为患抽动症的孩子有时会骂人或说脏话，父母以为这是发声性抽动症状，其实大多数的情况并非如此。偶尔骂人或说脏话并不是抽动症状。有抽动症状的孩子因为生气或者出于好玩而说了一句脏话，或者只是说了一句粗话口头禅，这并不一定属于发声性抽动症状。不由自主地、无意识地、刻板地骂人或说脏话，才可能属于发声性抽动症状。到底是因愤怒而骂人，还是秽语抽动症状，需要细致鉴别。

找我咨询的孩子当中，有秽语发声症状的极少。有一个9岁男孩，他在很兴奋的时候总是想骂人，他知道在公开场合骂人不好，所以会把骂人转化为没有实际意义的发声，比如喊叫、哼哼等。在私下场合，只和家人在一起的时候，他不再掩饰，兴奋的时候就会骂出来，这应该属于秽语发声症状。

另外，有的抽动症患者有时会无意义地发声。一位男青年在和父母说话或者通电话时会夹杂几个没有意义的词语，比如"大哥""山哥"等。这当然不属于秽语，是否属于发声的抽动症状，还需要进一步判断。有的强迫症患者也会出现类似情况，在某种情况下需要说些特定的词语才会觉得安心。

对于秽语现象，如果孩子是因为生气才说秽语，就要从情绪入手，避免孩子发脾气，或者少惹孩子生气。孩子的情绪平复了，骂人的现象就会减少。要想了解有关情绪调整和脾气管理的方法，请参考我的另一本著作《顺应心理，孩子更合作》第四章第二节《如何帮孩子学会管理情绪》，以及本书第五章第三节《负面情绪管理》。

有一个五年级孩子在我这里咨询，他不骂其他人，却经常骂妈妈，因为妈妈的教育方式让他觉得很难受。后来妈妈学会了顺应心理的教育方式，关系逐渐缓和，孩子骂妈妈的现象就明显变少了。

孩子骂人有时是出于好玩、新奇，或者把骂人的话当成了口头禅，就会经常说脏话。此时家长先接纳孩子的这种情况，以淡化为主。因为家长越纠正孩子骂人的问题，孩子的问题就越被强化。家长把这件事淡化了，孩子就会觉得说脏话没什么意思，慢慢就不说了。

要想了解有关发声的康复方法，请参考本书第八章《发声性抽动的康复》。

三、存在情绪抽动或心理抽动吗?

根据目前国内外公认的分类，抽动障碍可分为三类：短暂性抽动障碍、慢性运动性或发声性抽动障碍、Tourette 综合征（慢性运动和发声联合抽动障碍）。在美国精神医学学会编著的《精神障碍诊断与统计手册》（第五版）中，这三类抽动障碍只包括运动性抽动和发声性抽动，并没有出现情绪抽动或心理抽动的说法。

判断一个人是否患有抽动症，主要看是否存在运动性抽动（抽动动作）或发声性抽动（发声）。如果一个人既没有出现运动性抽动，又没有出现发声性抽动，那么即使脾气大，即使出现强迫、焦虑、抑郁等心理问题，也不能判断其患有抽动症。

抽动动作或发声是抽动症的标志性症状，但发脾气并不属于抽动症状，普通人也会发脾气。强迫、抑郁、焦虑等心理问题也不属于抽动症状。

一位妈妈看到孩子经常发脾气，以为孩子出现了情绪抽动，认为这是孩子抽动变严重的表现，因此感到很担忧。其实孩子敢于发脾气，往往说明他没有被压抑。如果抽动症儿童能够及时宣泄不良情绪，那么这往往是康复的开始。

我们需要了解情绪和抽动之间的关系。抽动往往是由身体不舒服或紧张、烦躁、焦虑等令人不舒服的情绪引起的，是对身体不舒服或情绪不舒服的习惯性反应。但是出现不良情绪并不属于抽动症状，因为普通人也会有紧张、烦躁、焦虑的情绪。

对于抽动症康复而言，如何减少不良情绪是非常重要的课题，我将从家庭、学校、个人性格等多个方面探讨不良情绪的来源，找到解决方法。要想了解有关如何减少孩子的脾气的内容，请参考本书第五章第四节《如何改善孩子的脾气》。

根据临床特点和病程长短，美国精神医学学会编著的《精神障碍诊断与统计手册》（第五版）将抽动障碍分为暂时性抽动障碍、持续性（慢性）运动或发声抽动障碍和 Tourette 综合征三种类型。以下内容是《精神障碍诊断与统计手册》（第五版）关于抽动障碍的诊断方法。

1. 暂时性抽动障碍

①单一或多种运动和（或）发声抽动。

②自第一次抽动发生起持续少于 1 年。

③于 18 岁之前发生。

④这种障碍不能归因于某种物质（例如，可卡因）的生理效应或其他躯体疾病（例如，亨廷顿氏病、病毒后脑炎）。

⑤从不符合 Tourette 综合征或持续性（慢性）运动或发声抽动障碍的诊断标准。

2. 持续性（慢性）运动或发声抽动障碍

①单一或多种运动或发声抽动持续存在于疾病的病程中，但并非运动和发声两者都存在。

②抽动的频率可以有强有弱，但自第一次抽动发生起持续至少 1 年。

③于 18 岁之前发生。

④这种障碍不能归因于某种物质（例如，可卡因）的生理效应或其他躯体疾病（例如，亨廷顿氏病、病毒后脑炎）。

⑤从不符合 Tourette 综合征的诊断标准。

3. Tourette 综合征

①在疾病的某段时间内存在多种运动和一个或更多的发声抽动，尽管不一定同时出现。

②抽动的频率可以有强有弱，但自第一次抽动发生起持续超过 1 年。

③于 18 岁之前发生。

④这种障碍不能归因于某种物质（例如，可卡因）的生理效应或其他躯体疾病（例如，亨廷顿氏病、病毒后脑炎）。

引发儿童抽动症的常见因素

　　根据多年来儿童抽动症康复咨询的经验，我总结了引发儿童抽动症的常见因素，给出了抽动症康复的总体思路。从抽动症的病因看，不舒服感是引发儿童抽动症的主要因素，其中很常见的是令人不舒服的情绪，包括担忧、恐惧、郁闷、愤怒、紧张、烦躁、焦虑等负面情绪，以及兴奋、激动等中性情绪，身体不舒服的感觉也是引发儿童抽动症比较常见的因素。

引发儿童抽动症的常见因素和抽动症康复思路

一、引发儿童抽动症的常见因素

引发儿童抽动症的常见因素见图1。

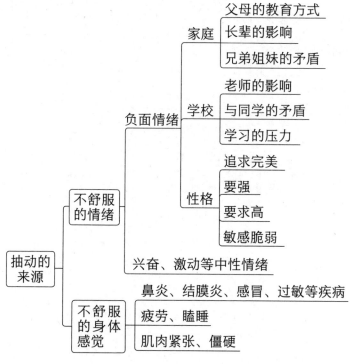

图1 引发儿童抽动症的常见因素

二、儿童抽动症康复的总体思路

儿童抽动症康复的总体思路见图2。

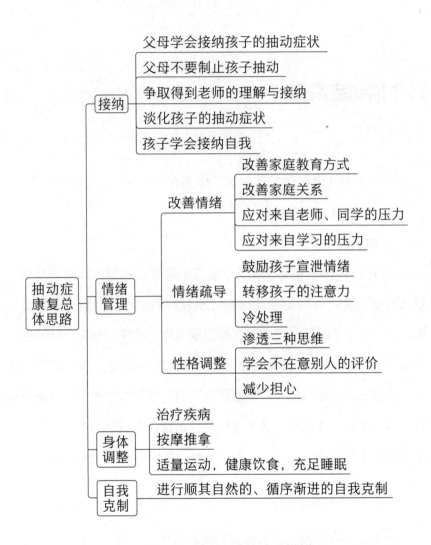

图2　儿童抽动症康复的总体思路

几个抽动症案例

我们先看几个案例，直观地了解一下引发抽动症的常见因素。

❏ 案例

一个上小学四年级的男孩，在二年级时出现用力眨眼的症状，后来自然消失。有的抽动症状即使没有得到治疗，也有可能自然消失。这个孩子在四年级上学期开始出现发声（哼哼、清嗓子）的症状，伴随扭脖子、用力眨眼等动作，被确诊患有抽动症。孩子的这些症状在家里表现得很频繁，在外面会少一些，在学校里更少，目前还没有老师或者同学注意到。其实这种情况是比较普遍的，有的孩子在外面或学校会自我克制，回家后不再克制，在家里会表现得比较明显。

一、孩子性格的因素

这个孩子出现抽动，有性格方面的原因。

他比较胆小，缺乏安全感，晚上即使和爸妈一起出门，也会担心碰上坏人，白天不敢长时间一个人在家。这可能因为妈妈在孩子幼儿时期经常冲孩子发火。外婆虽然对孩子比较宠爱，但偶尔会对孩子说："如果你不听话，我就走了；如果你把我气死了，就没人照顾你了。"有好长一段时间，孩子总是担心外婆离开或去世。外婆有时吓唬他："你再不睡觉，大灰狼就来了。"孩子把外婆的话当真了，晚上会感到害怕。

他会担心很多事情。比如：看了关于癌症的电影，他就担心自己也会得癌症；路上遇到过小偷，他总是担心会不会再遇到小偷，晚上会检查门有没有锁上；上课时，他常担心会不会被老师点名。他每天都在担心。可能因为孩子小时候身体不太好，父母总是担心他会生病，所以对他的要求比较严格，不准他干任何可能受凉的事情，所以孩子对自己的身体很关注，经常担心身体会出问题，后来泛化为担心很多事情。

他比较敏感，而且苛求完美。上课时，对于不太确定答案的提问，他不会主动举手回答；他很少主动参加表演、演讲等活动；他经常担心做错事、说错话。孩子具有这样的性格特点，遇到不顺利、不如意时就容易引起情绪波动。

二、家庭教育的因素

这个孩子出现抽动，也有家庭教育方面的原因。

他上小学之后，父母经常冲他发火，特别是四年级上学期，妈妈工作不顺利，下班回家后感觉比较累或心烦，孩子犯了一点儿小错，妈妈就对孩子大吼大叫，孩子有时甚至被吼得颤抖起来了。妈妈虽然每次吼完都会后悔，但是下次仍无法控制自己。孩子被确诊患上抽动症后，妈妈每天还会忍不住对孩子大声训斥或发火一两次。

妈妈总盯着他写作业，经常因为作业对他发火，导致他写作业时比较焦虑，做不出题目时很急躁。这种事情经常发生。

另外，父母对孩子的要求非常严格，特别关注孩子的卫生情况和自理能力，经常因为这些事情训孩子，吼孩子。

三、同学关系的因素

这学期，班上有两个同学喜欢对人动手动脚，还喜欢搞破坏，其他同学比较讨厌他们两个。上体育课时，他们两个经常骚扰这个孩子，孩子很不开心，回家后很烦躁或发脾气。孩子很讨厌他们，而且比较敏感，即使他们只是碰孩子一下，孩子也很生气。

由于自身性格、家庭教育和同学关系的问题，这个孩子产生了很多负面情绪，最终出现了抽动症状。

案例

一个9岁男孩，性格敏感，有主见，想法比较多，比较爱面子。妈妈性格敏感，爱焦虑，比较急躁，对孩子要求高，控制不住情绪，爱唠叨。爸爸性格急躁倔强，也控制不好情绪，也爱唠叨。孩子上小学以后，妈妈希望孩子学习好，所以对孩子的要求很严格。因为工作上的事情，妈妈的心情变得很不好，对孩子的态度比以前差了很多，要求爸爸在家里督促孩子写作业。妈妈给爸爸很多压力，也给孩子很多压力，不满意时就会打骂孩子。爸爸也经常骂孩子。在这样的强压之下，孩子的学习成绩没有进步，爸妈就让孩子上辅导班补课。孩子后来出现用力眨眼的症状，被确诊患上抽动症。

刚开始，孩子的症状比较明显，眼睛不停地眨。父母害怕了，改变了对孩子的态度，不再打他，也很少骂他，降低了对他的要求，减少了课外班，没给他吃药，只是有时去做按摩。孩子的症状逐渐减轻了，有段时间几乎消失了。三年级之后，学习压力增大，孩子不爱上学了，总是说不喜欢语文老师，因为语文老师总说他的字太难看。孩子也不喜欢英语老师，说英语老师很严厉，批评小朋友的声音很大，孩子担心自己哪天做错了，老师也会这样对待自己。

孩子有些厌学，父母和老师为此事沟通过，老师暂时降低了对孩子的要求，但仍要求孩子完成一部分作业，所以父母有时还会因为学习的事情和孩子发生冲突。不久以后，他的眼睛、手、肚子、屁股一起开始抽动，幅度很大，频率很高。

这个孩子出现抽动，有性格方面的原因，也有父母教育方面的原因，也有老师和学习压力等方面的原因。

案例

以下是一位妈妈的叙述：

我的儿子现在上二年级，我对孩子要求太高，管得太严，限制太多。孩子一年级寒假之前一直有鼻炎。寒假开始后，由于某些问题，我的情绪快崩溃了，对他吼了两次，孩子的脸部开始抽动，最初抽鼻子，有时候努嘴。我带孩子去医院看病，让孩子吃了三个月的中药，扎了三个月的针，后来看到效果甚微就不再吃药扎针了。

到了暑假，有个哥哥和他做伴，两个人玩得很开心。暑假快结束时，孩子的抽动症状消失了。开学后他又犯鼻炎了，脸部抽动又出现了（维尼老师分析，这是一种普通的现象，孩子自从出现抽动症状之后，身体不舒服也会引发抽动）。后来我带孩子去外地旅游，他玩得很开心，回来之后没再出现症状。后来孩子每天听写单词，我督促他写作业，他的症状又出现了，时好时坏。我平时对孩子挺温和，也很关注他的情绪。辅导他学习时，我太较真，对他要求过高，容易着急上火。我嗓门一大，孩子就会害怕。现在，孩子一看到我生气了，就会用很害怕的眼神看着我。

孩子的性格比较敏感，担心的事很多。要刮台风了，孩子会担心风把树吹倒了，会担心雨水把房子淹了。爸爸不在家时，孩子总是问："爸爸怎么还没回来？"给我打电话时，如果我没接电话，孩子就会担心地问妈妈为什么不接电话。开学之前，他担心自己不适应上学。开学以后，他总是担心自己有什么作业没完成。他不敢表达自己的想法，可能是因为怕被别人拒绝，也不会拒绝别人的要求。

案例

一个初一女孩出现了抽动症状，孩子比较内向敏感，很在意别人的眼光。

从小学升入初中后，孩子进入了一个陌生的环境，没有认识的同学，学校的要求比较严格，作业量比较大。孩子的初中成绩比小学成绩差，虽然父母在此之前和孩子谈过这个问题，但是孩子真正面对时，还是有挫败感。父母看到孩子成绩下降有些着急，孩子一拖拉，父母就会批评孩子，结果全家人都很烦躁。

有一次，在辅导孩子学习的过程中，父母认为孩子学习态度不端正，严厉地批评了她，后来才发现误会她了，从那之后她就出现了抽动的症状。父母常常因为学习的问题对孩子发火，批评多，表扬少，对孩子的作业要求高，对孩子的生活琐事，比如睡觉、零食、锻炼、穿衣等，管得比较严，经常啰唆。妈妈容易焦虑，她的情绪会影响孩子。

案例

有一个住在国外的家庭在我这里咨询。儿子 4 岁，在连续上了 3 个小时的英语课之后出现了挤眼睛的抽动动作，后来又出现了频繁清嗓子的症状。孩子有些争强好胜，处处争先，想争第一，输了就不开心（这是三四岁孩子常见的特点）。孩子比较敏感，如果妈妈脸色不好看，没有笑，他就会很快发现，说："妈妈笑笑。"孩子比较内向，又有些惧怕妈妈，所以在妈妈面前不敢发脾气，只会哼哼唧唧，看起来比较听话（没有畅通的宣泄渠道）。

妈妈的性子比较急，对孩子的很多事情都很在意，总是要求孩子照着妈妈的想法做事。如果孩子没做好，或者妈妈自己做不好，妈妈就会焦虑，脸色就会不好看。妈妈常常笑不出来，而且会带着情绪去催孩子，经常着急发火。

引发抽动的因素之一：令人不舒服的情绪

下面具体介绍引发抽动的因素之一，也就是令人不舒服的情绪，既包括担忧、紧张、烦躁、焦虑等负面情绪，又包括兴奋、激动等中性情绪，往往前者更为常见。

一、兴奋和激动

有的孩子马上要进行比赛或演出，会有些激动，抽动就会变得频繁些；有的孩子在玩游戏、看动画片时容易兴奋，抽动就会变得明显些；有的孩子把事情做得很好，也会激动，从而出现抽动。

为什么有的孩子在看动画片、玩游戏时抽动会变得明显？为什么有的孩子则不明显呢？我分析：每个孩子的性格不同，有的孩子在看动画片、玩游戏时容易兴奋或激动，就可能引发抽动症状；有的孩子比较平静，抽动症状就比较少。

从我咨询的案例来看，兴奋和激动是导致抽动的次要因素，只在少数情况下会导致抽动明显。我只遇到一个孩子的抽动主要由兴奋、激动引起。

　　孩子总会有兴奋或激动的时候。兴奋和激动虽然会对抽动产生一些影响，但往往是引发抽动的次要因素。只要孩子的抽动症状不严重，家长就不用过多担心，也不必禁止孩子参加比赛、演出，也不必禁止孩子玩游戏、玩手机、看动画片等，可以让孩子正常地生活和娱乐，注意不要过度即可。

　　有一个小学生，抽动动作比较多，发声症状也比较明显，在课堂上会忍不住喊叫。我发现她在开心、兴奋、激动时发声症状会变得更明显。她很喜欢举手回答问题，希望被老师叫到，等待的时候有些着急，容易发声；她回答得很好，就比较开心，也会发声；她在全班第一个完成试卷，就会兴奋激动，也容易发声；她和小伙伴玩得开心了，发声也会比较多。

　　如何减少孩子兴奋和激动的情绪呢？有多种调节方法，包括改变认知、解决实际问题、深呼吸等。具体方法请参考本书第八章第三节《实例：孩子为什么总是忍不住喊叫？》。

二、负面情绪

　　如果孩子的负面情绪过多，或者过于强烈，或者积蓄已久，就有可能引发抽动症。患上抽动症之后，即使是轻微的负面情绪也有可能引发抽动症状。常见的负面情绪包括害怕、担忧、郁闷、愤怒、紧张、急躁、烦躁、焦虑等，让孩子产生以上负面情绪的因素包括家庭因素、学校因素和孩子的性格因素等。找到原因，再想办法改善情绪，是抽动症康复的重要途径，也是本书的主要内容。

　　在负面情绪的来源因素中，父母不合理的教育方式是主要的常见因素，其次是孩子自身的性格因素，学校因素也比较常见。

到底哪个因素是导致孩子抽动的主要因素，需要具体分析。比如：有的孩子的负面情绪主要来自父母不合理的教育方式；有的父母的教育方式没什么大问题，引发孩子负面情绪的主要因素是孩子的性格；有时其他因素可能成为孩子负面情绪的主要来源，例如学习压力过大、老师过于严厉、兄弟姐妹矛盾多、长辈太啰唆、长辈限制多等。

另外，导致抽动的主要因素会发生变化。比如：最初的主要因素是父母不合理的教育方式；后来父母改变了，学会了理解和宽容孩子，这时孩子自身的性格问题有可能变成了主要因素；随着孩子性格的改善，老师过于严厉、学习压力过大有可能变成主要因素。

要想减少孩子的负面情绪，往往需要采取综合解决方案：首先，父母需要改变教育方式，减少导致孩子负面情绪的家庭诱因；其次，父母需要学会改变孩子的认知，渗透合理的习惯性思维，从而持久地改善孩子的性格和情绪；再次，父母需要帮助孩子解决问题或困难，让孩子更好地应对老师的压力、同学的矛盾和学习的压力；最后，父母可以用转移注意力的方法来调节孩子的情绪，比如让孩子玩会儿玩具、听听音乐、外出活动一下等等。

（一）家庭因素

1. 父母的教育方式

父母不当的教育方式容易让孩子产生负面情绪。一般来说，孩子与父母相处的时间最长，父母如果对孩子的要求太高或太严，或者经常训斥和惩罚孩子，或者经常限制和压抑孩子，或者经常冲孩子发火，甚至打骂孩子，就容易让孩子感到不舒服、难受、痛苦，就可能引发孩子抽动。反之，父母如果能经常考虑孩子的感受，学会顺应心理的教育方式，建立良好的亲子关系，就能让孩子感到放松、自在、愉快、舒畅，就有利于抽动症状的改善。

父母的情绪会影响孩子。孩子能直接感受到父母的火气，会从父母的语气、表情、行为上感受到父母着急、不满、担忧或焦虑等情绪。父母如果体会一下当孩子烦躁或发脾气时自己的感受，就会了解父母的情绪对孩子产生的影响或冲击。父母如何调整自己的情绪呢？请参考我的另一本著作《顺应心理，孩子更合作》第二章第二节《父母如何控制好自己的情绪》。

父母的教育往往存在以下问题：

有的父母批评孩子过多，经常惩罚孩子，容易让孩子感到郁闷、生气、沮丧。

有的父母经常打骂孩子，容易让孩子感到郁闷、生气、难过、痛苦，感到自尊受到了伤害。

有的父母过于限制孩子，容易让孩子感到不自由、不自在、不舒心、生气，会发脾气。

有的父母过度逼迫孩子，容易让孩子感到不情愿、郁闷、难过。

有的父母总是拒绝孩子，容易让孩子感到郁闷、生气，会发脾气。

有的父母总是对孩子说教，总是催促孩子，孩子往往不愿听父母的话，容易感到烦躁。

有的父母过于关注孩子的学习情况、卫生习惯、自理能力、独立性、是否按时入睡、营养情况、是否礼貌等问题，却不关注孩子的心理感受，容易让孩子感到烦躁、难受。

有的父母对孩子要求过高，期望过高，容易对孩子产生不满，容易感到生气，喜欢批评孩子。

有的父母过于执着，喜欢控制孩子，容易生气着急。

有的父母把某些事情的影响放大了，过于在意结果，做不到放下，容易焦虑，管得多，限制多。

有的父母不考虑孩子的感受、心理和情绪，随意对孩子发脾气，对孩子管得过多，限制过多。

有的父母不知道该如何解决孩子的问题，只会用简单粗暴的方法。

父母的这些问题都有可能导致孩子出现负面情绪，所以父母需要先改变自己的教育方式。什么样的教育方式适合抽动症康复呢？请参考我的另外两本书《顺应心理，孩子更合作》《顺应心理，轻松度过青春期》，其中有实用的、接地气的、可操作的理念和方法，有大量生动的案例，通俗易懂。因为我的理念能让父母保持好的心态，能让孩子变得放松平静，自在舒畅，同时能让孩子保持正常的学习、生活状态，所以正好适合出现抽动症状的儿童。

🗨 实例：孩子从天使、仇人到可爱宝贝的转变

在妈妈的打骂下，一个原本活泼开朗的女孩变得暴躁叛逆，出现了抽动症状。在我这里咨询之后，妈妈改变了，孩子也逐渐变得可爱平和，抽动症状也逐渐消失了。救赎，就是从妈妈的改变开始的。

以下是这位妈妈第一次来信的内容：

我女儿在上幼儿园时真是一个好宝宝，懂事，不自私，不霸道。自己每天背着小书包去幼儿园，路上唱："太阳当空照，花儿对我笑……"惹得路人纷纷夸奖，她就更开心了。她是一个特别有礼貌的孩子，特别爱跟人打招呼，大家都夸她聪明，有礼貌。

她以前热情大方，每当遇到小朋友时，她最爱说："去我家玩吧！"她以前很乐意和小朋友分享物品，也讲卫生，爱读书。她说："爱读书的孩子最聪明。"有了书，她就把爱吃的东西忘记了。她以前活泼好动，自己说："我眼珠一转就能想出一个好主意。"像这样的一个好孩子，在我的打骂之下逐渐变了。

维尼老师说孩子的饮食习惯和睡觉习惯没那么重要，而我以前一直觉得这些习惯很重要，经常因为这些事情打骂孩子。每当孩子不肯睡觉时，我不是把她打一顿，就是把她推到大门外，她哭累了，很快就睡着了，不知多少次她在门外拍着门哭得声嘶力竭……

孩子4岁前，一直由我喂饭。4岁以后，我认为不能再喂了，我盛好饭，限她在30分钟以内吃完。如果孩子到时间没吃完，我就会把饭倒掉。孩子常常没吃完一半，我就把饭倒掉了。我还会恐吓和打骂孩子，如果她再不好好吃，我就会打她。打了孩子以后，我很后悔，但就是控制不住自己。

当时我打完孩子，孩子痛哭一阵儿，然后玩一会儿，好像什么事也没有发生，继续叽叽喳喳地说个不停。

她很喜欢弹钢琴，主动要求学钢琴，热情高涨。后来她把钢琴的谱架弄断了，我火冒三丈，又打了孩子。整个下午，她一个人跪在窗前的沙发上，凄楚地望着窗外一动不动。不久以后，我发现她的嘴巴和鼻子总是不停地动，医生诊断她得了抽动症。孩子平时不好好练琴，挨了不少打，结果从那天以后，过了好长时间，她连琴都没摸过。

上一年级的时候，老师让她当班长，因为老师夸她有礼貌，懂事。孩子在一年级表现得非常优秀。

后来妹妹出生了，妹妹爱哭闹，不肯睡，我没多少时间休息，脾气变得更暴躁。姐姐稍一顶嘴，我便吼叫："以后不要你了，只带妹妹！"姐姐对别人说："妈妈只爱妹妹，不爱我。"

不知从哪一天起，她动不动就发脾气，摔东西，一不顺心就在地上打滚，一开口就抱怨，对谁都怒气冲冲地吼，把地板踩得咚咚响，经常为一件小事好几天不理我。我有时耐着性子跟她讲道理，她把头一扭，翘起下巴，双手捂住耳朵，嘴里"啊啊……"地晃着脑袋。除了喜欢和人打招呼外，幼儿园时期的好品性现在都没有了，变得自私，蛮不讲理，爱发脾气，不爱刷牙洗脸，不爱洗澡，不爱做作业，不爱看书。除了喜欢吃零食和玩手机与电脑以外，她对什么事都不感兴趣。她一看见手机或电脑，就像猫看见小鱼那样扑上去。她天天玩到天黑才回家，磨蹭到晚上8点多才写作业，边写边玩，差不多到11点才睡觉。我说她时，她那一副刀枪不入的表情气得我只想去撞墙。后来我连理她的心也没有了，自己感觉内心冷冰冰的，没有一点儿热量。由她去吧！放任自流，管她以后是一条虫还是一根草。

上了二年级，她的学习成绩下降，跌到班级第二十三名，没再当班长。

维尼老师，希望您能帮助我，我不在意她能考多少名，我只想让她快乐健康。我知道问题肯定出在我身上，但我不知道该怎样调整。她现在对我像对仇人一样，再这样下去她的人生就真的会被毁掉了。

这位妈妈已经认识到自己存在的问题，但无法调整好自己的情绪，对有些事情不知如何处理。

这位妈妈先要做好情绪调整。想要不发火，不能靠忍，因为往往忍不住。妈妈要理解孩子，要改变自己的认知或看法。我和这位妈妈具体讨论了如何在孩子吃饭、睡觉、弹钢琴等方面放下执着的问题，讨论了该如何理解孩子的问题。她恍然大悟，明白了孩子并不是在故意捣乱，孩子的有些表现是正常的，或者有内在的原因。理解了孩子之后，妈妈的情绪就变得好多了，发脾气的情况也越来越少了。像"不要你了，只要妹妹"这样的气话也不会再说了。妈妈只要调整好情绪，就能稳定住局面。

妈妈以前担心孩子会染上网瘾，对孩子玩电脑这件事管得十分严格。每当孩子想多玩一会儿游戏时，妈妈都会强行关机，所以经常和孩子大吵大闹。我建议让孩子每天看一个小时的电影、动画片或新闻，这样既满足了孩子玩电脑的要求，又不至于让孩子玩游戏上瘾，同时在执行约定时要有些弹性。妈妈照做了，孩子高兴多了，这方面的亲子冲突就明显变少了。

孩子很喜欢在外边玩，妈妈对此很纠结。我的建议是顺应孩子的心理，可以和孩子约定好，孩子只要能完成作业，不影响学习，玩就玩吧，开心就好。

十天之后，妈妈说，最近这个星期的情况变好了很多，很少发生亲子冲突，妈妈也尽量多鼓励孩子。

妈妈顺应了孩子的心理，适当地满足了孩子的要求，不再打骂孩子了，孩子发脾气的情况就越来越少了。尽管孩子有时还会发脾气，但是妈妈能够理解孩子，能够平静地对待孩子，孩子发完脾气很快就好了，抽动的症状也越来越少了。逐渐地，孩子开始依恋妈妈，会缠着妈妈撒娇，不再叛逆了。

后来妈妈告诉我，孩子虽然还是很贪玩，但是能自觉完成作业，学习有了很大的进步。妈妈改变了，那个可爱的宝贝又回来了。

2. 长辈的影响

在有些家庭中，家庭成员包括爷爷、奶奶或者外婆、外公，如果祖辈的教育方式存在问题，经常让孩子感到生气、烦躁、难过，就容易引发孩子抽动。

以下是一位妈妈的叙述：

女儿今年8岁，7岁以前一直由姥姥照顾。姥姥的性格比较强势，家里的事都是姥姥说了算，姥姥照顾孩子很仔细。孩子从小就很乖，不哭不闹，聪明可爱，没出现过什么大问题，我刚开始以为姥姥把孩子照顾得挺好。7岁时，孩子出现抽动症状，还经常发脾气，动不动就打妈妈。经过询问，我才发现姥姥在家里打过她。实际上，自从孩子 5 岁以来，姥姥不喜欢外出，也不让孩子出去玩，孩子在家里比较好动，姥姥就用关在阳台上、关在黑屋里、锁在门外等惩罚手段来管孩子。上学后，姥姥经常给孩子布置大量习题，让孩子在家里做。孩子有段时间迷恋上了游戏，姥姥把孩子暴打了一顿。

另一位妈妈带 10 岁的女儿在我这里做咨询。孩子有眨眼、耸鼻子、发声等多种情况。孩子的爸爸妈妈读过我的书之后，对孩子的教育变得宽松了，很少对孩子发火，但是孩子的抽动症状一直存在，没有明显减少。我通过和妈妈仔细讨论，发现奶奶存在一些问题。奶奶长期和孩子生活在一起，奶奶的性格比较挑剔，平时爱唠叨，爱指责家人，动不动就和爷爷、妈妈吵架，也经常训孩子，孩子经常感觉烦躁。其实爸爸妈妈也觉得很烦躁，何况孩子呢？我建议妈妈以"奶奶太辛苦，需要休息一段时间"为由，换姥姥来帮忙照顾孩子。姥姥的性格比奶奶好多了，不怎么吵闹和啰唆。过了一周，孩子的抽动症状就明显变少了。

3. 兄弟姐妹的矛盾

在家庭中，兄弟姐妹之间容易产生矛盾，容易导致不良情绪，从而引发抽动。

以下是一位妈妈的叙述：

暑假儿子和他的表哥一直住在一起。他的表哥的脾气比较暴躁。头两天两个孩子玩得还很开心，到了第三天，我经常听到儿子哭，原来表哥抢了儿子的玩具，不允许儿子碰，还给儿子设定好多规矩，还会欺负儿子。有一次，表哥惹了祸，却冤枉儿子，气得儿子大哭了一场，类似的事情还发生过好几次。后来儿子又去表哥家玩，表哥不让儿子碰他的玩具，也不允许儿子吃饼干、糖果。儿子感到比较压抑，再次出现了转眼球和摇头的症状。

一个初中女生在我这里咨询，她说自己很讨厌弟弟，经常和弟弟在家吵架打架，姐弟俩都不喜欢对方。后来她一听到弟弟的声音就难受，会不由自主地吼叫。我劝姐姐适当理解和宽容弟弟，不要陷入互相伤害的恶性循环。妈妈也劝弟弟少去惹姐姐，后来情况就好多了。

（二）学校因素

有的老师过于严厉或严格，容易让孩子产生较大的压力。有的同学会嘲笑孩子，容易让孩子感到生气、郁闷。如果孩子的学习任务比较重，或者孩子遇到了难以解决的学习困难，或者缺乏兴趣和信心，甚至有些厌学，那么学习有可能变成一件痛苦的事情。以上这些因素都有可能引发抽动。孩子在学校的时间很长，所以学校因素是引发抽动的一个重要因素。

1. 来自老师的压力

班主任或任课老师如果过于严厉，或者经常发火，或者经常批评和惩罚孩子，就容易让孩子感到害怕、紧张、烦躁、焦虑，从而可能引发抽动。

如果老师给了孩子太多的压力，那么父母可以坦诚地和老师沟通，告诉老师孩子有抽动症状，请老师多理解和宽容孩子，可以暂时适当放低对孩子的要求，尽量不要严厉地批评孩子。对于孩子上课听讲不够认真的问题，如果孩子没有影响到其他同学，老师就可以暂时忽略，或者告知家长，由家长和孩子沟通解决。老师得知孩子患有抽动症之后，一般会给予照顾，放松对孩子的要求。所以，来自老师的压力相对容易缓解。

有的孩子的抽动症状在学校并不明显，老师和同学甚至没有发觉。如果孩子的症状在学校比较明显，有的老师不了解抽动症，误以为孩子在捣乱，家长就需要和老师沟通，告诉老师孩子的动作或发声是不由自主的，孩子自己也难以克制，请老师理解。大多数同学不会嘲笑孩子的症状，如果有少数同学嘲笑，家长就请老师帮忙告诫同学，从而减少孩子的压力。如果孩子的动作过多或过于明显，家长就可以建议老师把孩子的座位调到教室靠后的位置，这样既不会影响同学，又能减少孩子的心理压力。如果孩子发声过于严重，会影响上课秩序，家长就可以联系我进行咨询。

有位妈妈这样说：

儿子中班的班主任比较严厉，有时会威胁和吓唬孩子。九月份的一天，我发现孩子的指甲全被啃秃了。第二天放学回家后，孩子突然哭着说，班主任因为他没睡午觉而使劲吼，说要把他送到警察局，要送到别的班级去，不要他了，让他走开。孩子中午睡不着，既不能起来，又不能说话，是很难受的。后来我才知道生活老师也会很凶地命令他午睡，说如果他不午睡，就不给他盖表扬章，没章就得不到礼物。她说她只给午睡的孩子剪指甲，不给他剪。

孩子偶尔说起幼儿园老师会把小朋友骂哭了，挺吓人。到了十一月份，孩子出现了抽动症状。后来我和老师沟通了几次，老师的态度有所改变，孩子的处境变得好些了。

有一个五年级男孩在我这里咨询，孩子有摇头和眨眼的抽动症状，让孩子感到紧张焦虑的一个原因是老师比较严厉。我建议妈妈和老师沟通一下孩子的情况。沟通后，孩子说老师现在对他比以前温柔多了。再结合其他方面的改变，孩子的抽动明显变少了。

如果孩子的年龄比较大，家长就可以和孩子进行沟通，改变孩子对老师的看法。一个高中男生在我这里咨询，他的抽动症状比较严重。班主任的教育方式比较粗暴和生硬，孩子很反感班主任，一听到班主任说话就生气，有时还想和老师对抗。这是引发抽动的一个原因。

后来我就此事和孩子交流了多次。我对他说，他将来也许好不容易考上了好大学，好不容易找到了好工作，工作中也有可能遇到和班主任类似的领导，还能和领导对抗吗？如果对抗，结果可能是不得不辞职，再找到类似的好工作就会很难。所以，要理解和接纳这种情况，尽量和领导处好关系。关系好了，领导就会变得通情达理。目前遇到这样的班主任，也是件好事，可以试着去理解和接纳对方，处理好师生关系。这也是成长的机遇。

另外，学生想改变班主任往往是比较困难的，对抗的结果并不一定是让老师发生改变，而有可能是让师生关系变得糟糕，所以最好接纳老师。经过这样的交流，孩子改变了自己的认知，对老师的言行不再那么在意或生气，对缓解抽动症状也有所帮助。

2. 同学之间的矛盾

有的孩子在学校里和同学相处得不好，容易出现矛盾和冲突，孩子容易感到生气、郁闷，就可能引发抽动。孩子需要提高与人相处的能力。要想拥有好的人际关系，就要学会理解他人，让自己的情绪变得平和，让自己变得好商量。这就需要父母从自己做起，学习和掌握我的"顺应心理家教法"，努力做到理解孩子，让自己的情绪变得平和，让自己变得好商量，再通过身教让孩子也做到这些，孩子就会在人际交往中减少矛盾和冲突。

班级中难免会有问题同学，问题同学有可能欺负孩子，这时孩子需要父母的帮助。父母可以和对方家长沟通，也可以在放学时找到问题同学，温和地与之沟通。孩子得到了家长的帮助和支持，情况就会有所改善。此外，父母还需要教给孩子一些应对的方法。

有时孩子可能被同学孤立，需要父母和老师沟通，努力改善孩子的处境。

父母要和孩子保持良好的沟通，这样孩子才愿意告诉父母自己在学校里遇到的情况。孩子向父母倾诉之后，不良情绪就可以得以宣泄。父母只有了解了孩子的情况，才能找到帮助孩子的方法。

一个 10 岁男孩，在学校里被一个同学骂了脏话，一气之下把教室后面贴的照片撕掉了，又被老师叫到了办公室批评。孩子回家之后，妈妈没有疏导他的情绪，只是批评他不该那么做。结果孩子带着负面情绪上学，变得格外敏感。那段时间孩子在学校接连发生了不少类似的事情，多次过度愤怒，抽动症状也变得明显起来。后来妈妈在我这里咨询，才明白要及时疏导孩子的情绪，不要让孩子的负面情绪积累太多。在上文提到的那一天，妈妈应该先顺着孩子的话，表达对那位同学的不满，帮助孩子宣泄自己的情绪。妈妈要理解孩子之所以那么生气，是因为之前发生了很多事情，孩子在过度愤怒的时候难免有过激表现。妈妈要先让孩子的情绪平静下来，再给他提供一些应对建议，孩子就能听得进去。后来妈妈按照我建议的方法和孩子沟通，孩子在学校里不再那么敏感易怒了。

关于如何提高人际交往能力和进行良好沟通的内容，在我的另一本书《顺应心理，孩子更合作》中有更详细的说明。

有少数同学会嘲笑孩子的抽动症状，这会增加孩子的心理压力。一方面，父母需要帮助孩子增强抗压能力，可以让孩子理直气壮地告诉自己："这只是一个坏习惯而已，谁都有坏习惯，没有什么了不起的。"父母也可以让孩子对同学这样说。另一方面，父母可以寻求老师的帮助，让老师去告诫那些同学。

3. 来自学习的压力

与学习相关的压力是引发抽动的重要因素。有的孩子因为学习问题被老师批评；有的孩子缺乏对学习的兴趣和信心，在学习中遇到了自己无法克服的困难；有的孩子写作业磨蹭，不够专心，或者难以完成老师布置的作业，觉得学习是一件痛苦的事情，孩子常常感到烦躁、焦虑；有的父母经常因为学习而着急生气，逼迫孩子，经常训斥和打骂孩子；有的孩子对自我的要求过高，学习压力过大，当学习不顺利、不理想时容易感到沮丧、生气、懊恼。以上这些因素都可能引发抽动。

一个女孩上六年级，如果作业太多，她就会烦躁；有时老师要求按时打卡交作业，她如果到了截止时间还没完成，就会觉得难受；有时作业写完了，妈妈还布置其他练习，她也会觉得烦躁。孩子常常抽动得很厉害。

一个初三女生有喉咙发声的抽动症状。中考的 800 米测试给了她很大的压力，她花了很大的力气训练，也很难及格。妈妈对她的学习状态很焦虑，经常唠叨，经常说："如果不好好学习，就考不上高中了。"以上这些都给了孩子很大的压力，每当遇到这样的情况时，孩子的发声症状都会比较明显。

一个高中男生在我这里咨询，他对学习成绩过于执着，将目标定得过高，总想取得好成绩，每当上课听不太懂的时候就会焦虑，抽动就会比较明显，而抽动进一步影响了他听课的状态和考试的成绩。

父母要学会适当帮助孩子，必要时可以想办法适当减少孩子的学习任务，帮助孩子克服困难，渡过难关。父母还要培养孩子对学习的兴趣和信心，让孩子逐渐养成专心写作业的习惯。父母还要适当降低对孩子的期望和要求，调整好自己的情绪，不要总是因为学习问题而训斥孩子，也不要冲孩子发火，更不要打骂孩子。父母还要帮助孩子缓解学习压力，告诉孩子，只要努力了，就可以对成绩顺其自然。详细的方法请参考我的另一本著作《顺应心理，孩子更合作》第五章《学习篇：如何帮助孩子学习》。这本书中的相关理念和方法得到了大量实践的检验，适用于普通孩子，也适用于出现抽动症状的孩子。

（三）孩子的性格因素

为什么有的父母很严厉，孩子并没有出现抽动呢？为什么有的老师很严厉，学习任务比较重，班上其他同学并没有出现抽动呢？一方面，孩子出现抽动有一定的偶然性；另一方面，孩子有可能比较敏感脆弱，面对同样的外界压力，孩子产生的负面情绪更多。

孩子如果敏感脆弱，或者喜欢追求完美，或者过于要强，或者过于执着，或者过度担忧，就容易频繁出现负面情绪，从而容易引发抽动症状。同时，这类孩子出现强迫症状的可能性往往比较大。

当然，出现抽动症状并不代表孩子的性格一定是敏感脆弱的。有的孩子的性格比较好，但父母的教育方式存在问题，经常压抑孩子，孩子就有可能出现抽动症状。有的孩子的性格比较敏感脆弱，即使父母的教育方式没什么问题，孩子也有可能出现抽动症状。

如果父母的教育方式存在问题，经常让孩子感到难受、烦躁、痛苦，孩子却不敢反抗，不敢发脾气，总是压抑自己，就容易出现抽动症状。如果孩子敢于表达或宣泄情绪，那么出现抽动的可能性会小一些。

一个6岁男孩，在父母看来，小时候脾气好，比较乖巧，后来出现了抽动症状，父母才发现孩子之前的乖巧其实是父母压抑的结果。以前妈妈经常对孩子说教，经常冲孩子发火，经常限制孩子，孩子不敢反抗父母的约束，总是压抑自己的情绪和想法，结果通过抽动来宣泄。后来妈妈在我这里咨询之后，开始采用少说教、少限制、少逼迫的教育方式，多让孩子自己做决定，鼓励孩子宣泄自己的情绪，孩子的抽动症状慢慢消失了。

　　一个8岁男孩有抽动症状，喜欢追求完美，对自己的要求特别高。孩子在外面容易着急生气，当自己踢不到球时，或者当小朋友和其他人玩，不和他玩时，他就会变得很着急。在家玩游戏时，他输了也会着急生气。

　　一个四年级男孩有眨眼、清嗓子等症状。孩子很自律，对自己的要求很高。参加架子鼓演出前，孩子会很紧张。孩子让妈妈早上早些叫自己起来学习，如果妈妈没有及时叫他，他就会很着急。

　　一个女孩有抽动症状，她的性格很敏感，经常要看父母的脸色行事，很在意别人的眼光。父母一训她，她的眼圈就红了。老师批评她一下，她就会难受好一会儿。和小朋友发生了矛盾，她总是忍气吞声。孩子性格的形成有可能与父母以往的教育方式有关。父母以前经常压抑孩子，不关心孩子的感受，如今父母意识到了自己的问题，已经改变了很多，不过孩子的性格并不会很快改变。

　　如何有效地改变孩子的性格呢？首先，父母要改变自己的教育方式，不再压抑孩子，让孩子的身心逐渐变得舒展。其次，父母要调整好自己的心态，给予孩子良好的身教。最后，父母要结合具体的事情向孩子渗透合理的认知。

　　我提出的三种思维可以有效改变孩子的性格。这三种思维包括以下内容：坏事变好事；很正常，没什么；顺其自然。有的孩子之所以非常敏感脆弱，往往是因为把事情想象得过于严重，难以承受事情的结果。孩子如果学会了"坏事变好事"的思维，能够明白坏事也有好的一面，或者经过努力可以把坏事变成好事，就会变得平静淡定些。孩子如果能够明白坏事的发生可能很正常，没什么，并没有自己想象的那么严重，就不会那么在意或敏感了。孩子在努力之后对结果顺其自然，安然接纳事情的结果，就能变得释然了。

有的孩子考试时为什么会紧张？为什么一旦考得不好就特别沮丧难过？往往是因为对成绩过于执着，怕自己考不好。父母可以向孩子渗透这样的认知：考得不好也是好事，因为可以发现学习中存在的问题；考得不理想很正常，没什么大不了的，谁也不能保证每次都能考好；已经考完了，过去的事就过去了，没必要太在意。有的父母或孩子对成绩过于执着，情绪就容易出现波动，可以参考我的另一本著作《顺应心理，轻松度过青春期》第四章第一节《放下对成绩的过度执着》。

如果孩子受不了批评，对输赢太在意，父母就可以向孩子渗透上述三种思维，可以参考我的另一本著作《顺应心理，孩子更合作》第四章第一节《学会三种思维，坦然面对挫折》。如果孩子过度忧虑，父母就可以逐步改变孩子的认知，可以参考本书第五章第二节中的文章《如何面对担忧的情绪》，也可以参考我的另一本著作《内心的重建》第九章第七节《如何减少不必要的忧虑》。

引发抽动的因素之二：不舒服的身体感觉

有的孩子身体不舒服或难受会引发抽动。部分孩子最初的抽动症状是疾病引起的。在抽动症形成后，无论最初的诱发原因是什么，不舒服的身体感觉或者不舒服的情绪都有可能引发抽动。

一、生病有可能引发抽动

有的孩子生病之后感觉难受，有可能引发抽动，比如感冒、发热、咳嗽、某些炎症等。

有个女孩在 5 岁时出现抽动症状，当时她患上了湿疹，过了两个星期还没好，身上总是痒，总是感觉难受，后来就开始用力地眨眼睛。

有个孩子在三四月份的抽动症状只是扭脖子，后来感冒了，又出现了胳膊的抽动。孩子在十月份得了流感，发了高烧，又出现了耸肩的症状。后来频繁咳嗽，又出现了转眼球的症状。

有一位成年抽动症患者，在高烧之后抽动症状有所加重，身体会大幅度摇晃或抽动。过了几个月，这些症状自然缓解。

鼻炎、结膜炎等疾病是引发鼻子、眼睛等部位抽动的常见原因。所以，此类疾病的诊断和治疗需要引起家长的重视。孩子出现这类抽动后，家长首先要排除有无鼻炎或结膜炎等疾病。

过敏性疾病往往会引发抽动。有人说，春季抽动发作比较多，有时可能与花粉过敏有关。实际上，凡是会让孩子感觉身体不舒服的疾病，都有可能引发抽动。

疾病往往是抽动症的短期影响因素，孩子在生病时的抽动症状有可能变得明显，恢复健康之后，抽动症状往往逐渐减轻。父母不必过度关注疾病因素，只需要让生病的孩子正常接受治疗，等孩子康复之后，有的抽动症状会逐渐消失。

当然，生病有可能引发新的抽动症状，病好后新的抽动症状也可能持续一段时间（因为已经形成习惯）。比如，有的孩子眼部有炎症时会出现用力眨眼的症状，等到炎症康复之后，眨眼的动作往往还会持续一段时间，此时引发抽动的因素已经不是眼部的炎症，而是不舒服的情绪或不舒服的身体感觉。

疾病因素是引发孩子抽动的重要因素。孩子出现抽动之后，有可能形成肌肉记忆或习惯，有的抽动动作会自然消失，有的则会在情绪波动或身体不舒服时再次出现。如果家庭教育存在问题，或者孩子的性格比较敏感，抽动就有可能持续存在。

二、疲劳、瞌睡、肌肉紧张僵硬有可能引发抽动

疲劳、肌肉紧张僵硬、睡眠不足等都可能让有的孩子感觉不舒服，从而引发抽动，或让抽动症状更明显。当然，上述情况往往难以避免，

父母适度关注即可。

有一个 10 岁男孩，在学校里感觉比较累的时候，发声的症状会多一些。我建议他可以深呼吸，按摩颈部和头部，课间出去转转，休息一下，发声的症状就会少一些。

有一个 5 岁女孩，周一下午会上 4 个小时的英语课，课后抽动症状变得明显。这可能是因为孩子在上课时运动比较多，竞争也比较多，精神亢奋，所以身体和精神都比较疲劳，导致抽动症状变多。

有一个 8 岁男孩，全身抽动，还大喊大叫。天气热时，孩子会抽动得更厉害，这是因为天气热会让孩子感觉难受，心情变得烦躁。在我的建议下，妈妈适时打开空调，孩子的抽动便明显减少。以前妈妈总觉得天气不算很热，怕开空调影响孩子的身体健康。其实如果设定空调的温度较高，比如设定在 26℃，或设置为除湿模式，对孩子身体的影响并不大。

有时头部的抽动动作，通过按摩有可能得到缓解。有的孩子的情绪长期不好，容易造成肌肉紧张、疲劳、酸痛，抽动太多也会造成肌肉僵硬，会让孩子感觉不舒服。父母可以用手感觉一下孩子颈部、肩部的肌肉是否柔软，如果感觉孩子的肌肉比较僵硬，就可以经常给孩子按摩。常见的按摩部位包括头部、颈部、肩部、后背等，也可以捏脊。

一位住在国外的华人在我这里咨询。孩子上九年级，我通过视频和孩子交流，看到他的抽动动作既频繁又剧烈，而且频繁发声。孩子说他浑身不舒服，我让孩子摸摸脖子，问他是否感觉脖子僵硬，他说是的。这说明孩子身体不舒服，身体不舒服就容易导致抽动动作或发声。我建议妈妈经常带孩子去做按摩，经常让孩子泡泡澡，让孩子的身体放松下来。第二次咨询时，孩子说感觉舒服多了。此外，我建议父母学会控制情绪，减少火气，避免强迫或控制孩子。过了三个星期，我再次和孩子视频交流，发现他抽动的动作和发声的现象几乎消失了，面色红润，显得放松自在。

一个高一男生，脖子抽动很明显，严重影响学习。我和他通过视频交流，我让他摸摸颈部肌肉，问他是否感到颈部肌肉紧张，他给予肯定的回答。我给他的建议是当脖子想抽动的时候，就用手按摩一下脖子，听课、写作业、考试的时候都可以这样做，后来取得了不错的效果。

所以，适当的按摩或推拿会让孩子感觉舒服，从而有助于抽动症的康复。另外，凡是会让孩子身体感觉舒服的调理方法都可以尝试，比如适量运动、健康饮食、充足睡眠、泡脚等。

学会接纳抽动

　　有的家长在得知孩子患有抽动症之后，感觉天好像塌下来了，特别痛苦和担忧。有的家长无法接纳孩子的症状，一直很忧愁，很焦虑。家长这样的心态或情绪不但对抽动的好转毫无作用，还可能直接影响孩子的心情，对抽动有负面影响。所以，父母心态的调整是很重要的。

　　一位妈妈对孩子要求严格，经常限制和批评孩子。孩子6岁时频繁眨眼，被确诊患有抽动症。当时妈妈几乎崩溃了，失眠，焦虑，抑郁。这位妈妈看了我的书之后，改变了教育方式，妈妈和孩子的情况都在好转。后来孩子上了小学，生活步入正轨，抽动症状基本消失。就在妈妈认为孩子快要康复的时候，孩子又出现了"嗯嗯"发声和清嗓子的情况。第一个月，妈妈比较淡定，觉得这是抽动的反复，很快就能好。但是到了第二个月，妈妈就想不开了，整夜失眠，非常焦虑，状态越来越不好，情绪低落，被诊断为抑郁症。妈妈很想摆脱这种情绪，想和孩子一起玩，一起学习，但是做不到，天天担心孩子以后怎么办。在这两个月里，孩子的抽动情况没有得到改善，妈妈心里很急，知道是自己的情绪状态在影响着孩子。即使妈妈平时装出轻松的样子，家人也认为妈妈的状态比孩子更糟糕。可妈妈看到孩子一直抽动，心情就好不起来。这位妈妈为什么如此忧愁和焦虑呢？主要是因为不了解抽动症，把它看得太严重了。家长想要调整好心态和情绪，就需要改变对抽动症的认知。

大多数抽动症对孩子的影响不是太大

根据《精神障碍诊断与统计手册》（第五版）所讲，抽动障碍（抽动症）属于常见的精神障碍。精神障碍并非精神疾病（比如精神分裂症等），失眠障碍、口吃障碍、注意力缺陷与多动障碍、性功能障碍、烟草障碍、网络游戏障碍、适应障碍等常见心理问题都被归入精神障碍，所以，大多数精神障碍其实属于心理问题。为了便于理解，我把抽动症称为心理问题。

大部分抽动症对孩子的影响并不是太大。我患抽动症多年，症状有时表现得很频繁，很明显，十几年间，我一直认为它只是一种不好的习惯，对我生活的影响并不大，40多岁时才知道这是抽动症。有的孩子的症状只在家里表现得明显，在学校或其他公共场所往往并不明显，别人可能并没有注意到。部分孩子对抽动症状司空见惯，他们的学习和日常生活并没有受到多少影响。强迫症、抑郁症、焦虑症往往对学习和日常生活的影响比较大。

当然，抽动症如果很严重，就会影响学习和社交。一个高中生曾经在我这里咨询，他的抽动症状比较严重，以至于在课堂上只能有四分之一的时间专心听讲，考试时也难以集中注意力。如果在课堂上发声频繁，就会影响其他同学听课。有些孩子的症状在公共场所比较明显，有可能引起他人的注意。但是这种情况相对较少，大多数来访者的症状对学习和日常生活的影响并不大。

就抽动症的机理而言，可以把抽动看成对不舒服的感觉的习惯性宣泄，也可以将其看成一种不好的习惯。抽动症的机理往往比强迫症、抑郁症、焦虑症简单，抽动症的改善也更容易。只要改进父母的教育方式，改善孩子的性格，让孩子变得放松平静，症状就会得到明显改善。

就孩子的自身感受而言，抽动动作或发声本身往往不会让孩子感到痛苦，孩子抽动之后，往往会感觉稍微舒服些。有的父母看到孩子抽动多，以为孩子感觉难受，其实是父母因为难以接纳孩子的症状而觉得难受。当然，如果抽动太频繁，就容易导致肌肉疲劳，孩子就会感觉有些难受。而抑郁症、焦虑症往往让人感到痛苦，甚至非常痛苦。

孩子之所以出现抽动，往往是因为情绪问题，或者因为身体感到难受。由此看来，抽动有时是情绪等问题的"副产品"，父母不要过多关注抽动症状，而要更多地关注孩子的情绪问题或性格问题，要关注孩子不良情绪背后的教育方式问题。

学会三种思维，坦然面对抽动

孩子出现抽动症状之后，父母可以用以下三种思维来改变自己对抽动症的认知。

第一种思维：坏事变好事

抽动症状早出现是好事，能及早暴露出父母在家庭教育方面存在的问题或孩子在性格上存在的问题。其实这些问题本来就是存在的，如果能及早得以解决，就会降低出现其他心理问题的可能性。如果孩子没有出现抽动，家长就以为自己的教育方式没问题，就可能继续压抑孩子，继续冲孩子发火，甚至一直打骂孩子，给孩子带来的负面影响或伤害就会越来越多。另外，如果家长没有意识到孩子的性格需要改善，那么孩子的性格逐渐固化，以后更加难以改变。所以，如果父母能够及时转变，那么孩子会更加幸福快乐，成长得会更好，抽动症的经历就会成为生活赐予的一个礼物。

如今的孩子学习任务重，竞争压力大，到了中学，有的孩子出现了抑郁症。如果孩子出现了抽动症状，以后患抑郁症的可能性就会大大减少。为什么呢？因为此时父母才能够认识到孩子心理健康的重要性，自然就会降低对孩子各方面的要求，也能够考虑孩子的感受，关注孩子的情绪，再学习一下顺应心理的教育理念，努力改善孩子敏感、脆弱、追求完美、要强的性格（这些也是抑郁症的易感性格），自然就会大大降低孩子患抑郁症的风险，也能降低其他心理问题发生的概率。

一位妈妈说，她只要看到孩子抽动，就会放下很多执念，就会降低对孩子的要求，就会认为健康才是最重要的。

另外一位妈妈说，孩子抽动之后，她觉得很多事情不是那么重要了。这位妈妈以前总是要求孩子优秀，对孩子的要求特别高，现在认为没有必要为了一些事情冲孩子发火。这位妈妈觉得自己以前就像魔怔了一样。就像维尼老师说的，孩子有时不爱整洁没关系，这样得强迫症的可能性就小了；孩子有时睡得晚没什么大不了的，孩子自在舒心更重要。

一个9岁男孩在我这里咨询，我经常与他和他的妈妈视频交流，我感觉他的妈妈挺温柔的，处理问题的方式比较灵活，也比较随和。孩子说妈妈以前不是这样，自从自己被确诊抽动症之后，妈妈才有很大的变化。妈妈看到孩子抽动才醒悟，如果读了我的书之后去改变自己，对家庭来说是一件幸事。

第二种思维：很正常，没什么

孩子出现抽动症状，自然是父母不愿意看到的，有的父母觉得孩子很不幸。但是，与其他常见心理问题相比，抽动症算是比较轻微的，所以孩子并不算不幸运。从某种角度来说，抽动如同一种不好的习惯，孩子抽动时不会感觉特别难受和痛苦，而且往往对学习和日常生活的影响不大，所以一般说来并不严重。

第三种思维：顺其自然

孩子为什么会抽动呢？这其中包括偶然因素，也包括必然因素。如果父母的教育方式存在问题，或者孩子的性格存在问题，孩子往往或早或晚就会出现心理问题，早出现比晚出现好，出现抽动症状比出现其他心理问题好。

父母要接受现实，顺其自然，让自己的心情变得平静，把精力放在改进自己的教育方式和改善孩子的性格上，这样才有利于孩子的康复。

抽动症会越来越严重吗?

《欧洲抽动秽语综合征与抽动障碍临床评估准则》发表于《欧洲儿童青少年精神医学》杂志（2011 年 20 期），摘录内容如下：

> 以人口为基础的临床调查表明，10 岁以前就伴有抽动症状的患者中，有80%的患者在青春期症状明显减少，到 18 岁时，虽然客观评定表明，大多数人仍然有轻微的抽动，但抽动的强度与频率均会减弱或降低，以致患者不会再感受到抽动所带来的障碍。然而少数（20%）的患者的症状强度并不会减少，这些人的症状不仅会恶化，还会出现更严重或极端的抽动症状。

为什么少数孩子的症状会越来越严重呢？如果父母不改善自己的教育方式，不改变孩子敏感脆弱的性格，积累的问题就会越来越多，而且孩子升入高年级之后，学业压力随之增大，抽动就有可能变得越来越严重。

　　为什么大部分孩子的症状会明显减少呢？在孩子出现抽动症状之后，父母往往会观察到，当自己压抑或打骂孩子之后，孩子的抽动就会变得更严重，父母就会觉醒，开始改变自己的教育方式。另外，孩子逐渐长大，尤其到了青春期，越来越敢于反抗，父母不得不做出调整，家庭氛围就变得宽松了，孩子就会感觉舒服些，抽动症状就可能相应减少。此外，部分孩子的性格可能自然发生变化，不再像以前那样要强或敏感，情绪也会变得好些，抽动因此得以改善。而且，随着年龄的增长，孩子对抽动进行自我克制的意识和能力会有所增强，抽动症状也会有所减少。有些孩子即使没有接受治疗也能自然康复，尤其进入青春期之后，抽动出现的可能性就减少了。

　　当然，只依靠自然的改变，结果是不确定的，而且过程可能比较长，所以父母还是应该主动学习合理的教育理念和方法，学会改善孩子的性格，这样孩子就会更快康复。

抽动症状能完全消失吗?

抽动往往是孩子在有情绪或者身体不舒服时的肌肉习惯性收缩,如果孩子不舒服的情绪得到了改善,身体的状态也变好了,那么抽动动作往往会逐渐减少或者消失,原有的抽动习惯就会消失,不抽动就会成为新的习惯。

从我个人的经历来看,有些动作消失之后再也没有出现过,比如下巴、腹部、臀部等部位的抽动;有些动作消失之后偶尔会再度出现几次,但是没有形成新的习惯,比如胳膊的抽动;有些动作,比如转眼球,消失之后,在有情绪或者头部难受的时候会重新出现一段时间,这种情况反复出现过几次,不过总体来说,出现的次数比以前少,可以说基本上消失了。

从我咨询的经验来看,部分孩子的抽动症状完全消失,不再出现;部分孩子的症状有很大改善,看起来不太明显;部分孩子的症状基本上消失或完全消失,当遇到新的情况,比如压力大或身体难受时,症状有可能重新出现。

有的孩子已经形成了抽动的习惯，抽动症状即使消失，也存在重新出现的可能。不过，只要父母的教育方式和孩子的性格都得到改善，即使重新出现症状，往往也比之前轻微，消失得也更快。所以，父母不必过于担心。

抽动需要多长时间才能好呢？从我个人的咨询经验来看，如果父母能够较好地改进自己的教育方式，孩子的性格也能得到调整，那么抽动症状有可能较快地得到改善或者基本上消失。具体时间因人而异，快的可能需要几个星期，慢的可能需要几个月。当然，如果孩子比较大了，某些认知或性格根深蒂固，改变可能需要很长时间。

所以，父母既要有乐观的心态，相信孩子的情况能够很快得到改善，又要有耐心，做好长期努力的准备。父母的心态会影响孩子，父母的心态越好，对抽动症的康复越有利。

如何帮助孩子接纳抽动?

抽动动作和发声往往是不由自主的，大多数情况下孩子难以自控，所以父母的提醒或制止往往无法减轻症状。父母需要学会理解和接纳孩子抽动，要做到对抽动视而不见，不要去制止孩子抽动，更不要去批评孩子或冲孩子发火，否则会让孩子产生负面情绪，加剧抽动。父母不要吓唬孩子，也不要对孩子说抽动将来会变得更严重，更不要对孩子说抽动丢人，别人会笑话，否则会增加孩子的心理压力，结果抽动真的会变得更严重。

大多数孩子对抽动并不是特别在意，这样最好，但少数孩子会对抽动比较在意，甚至难以接受，这样容易出现负面情绪，不利于抽动的康复。所以，父母要引导孩子看淡抽动，接纳抽动。

父母先要做到不在意孩子抽动。孩子在公共场所表现出的症状如果不太明显，那么确实没什么大不了的。父母的心态变好了，父母的语气、表情和行为就会给孩子传递一种轻松的感觉，比口头安慰的效果更好。

一个男孩有一些抽动动作，他觉得自己和其他同学不一样。有一天晚上，他问妈妈："我怎么会这样呢？我的肚子怎么会这样（抽动）呢？我的眼睛怎么了（转眼球）？"

如果孩子对抽动比较在意，那么父母可以告诉孩子："这只是不好的习惯，每个人都可能有坏习惯，没什么大不了的。"父母可以鼓励孩子想动就动，没关系。

有的父母担心孩子因为在学校抽动被嘲笑而自卑，其实不必太焦虑，原因如下：

第一，一般说来，孩子在学校的症状往往比在家里轻。

第二，很多人对抽动症状并不敏感，甚至可能察觉不到。有一次，我给一位妈妈和她的孩子一起做咨询，妈妈私下对我说孩子清嗓子十次了，我却连一次也没注意到。

第三，有的同学即使注意到孩子抽动，也可能以为这是一种坏习惯，不一定会嘲笑孩子。也许有的同学会觉得孩子的动作很奇怪，大多数同学是善良的，嘲笑孩子的同学往往只是少数人。假如有同学嘲笑孩子，孩子可以理直气壮地回应："这只是一个坏习惯，谁没有坏习惯呢？没什么了不起的！"假如有很多同学嘲笑孩子，父母可以联系老师，请老师帮助协调和劝说同学，也可以联系同学家长，请求帮助。一位妈妈利用参加学校活动的机会，给同学们买了一些礼物，和同学们直接沟通。同学们对妈妈的印象不错，对孩子的嘲笑就变少了。

第四，有的老师可能没有注意到孩子抽动，有的老师发现之后以为孩子在捣乱，所以父母需要和老师沟通。孩子只要不影响上课秩序，一般就会得到老师的理解和宽容。父母有时需要请老师暂时降低对孩子学习的要求，为抽动康复创造一个宽松的环境。

抽动症会遗传吗？为什么有抽动症状的孩子越来越多？

根据我的咨询经验，抽动症往往与父母的家庭教育方式和孩子的性格有直接关系，这两个方面的问题解决了，抽动症状有可能自然消失，这说明抽动症与基因的关系不大。但是，家长患有抽动症，孩子患抽动症的可能性往往更大，这是为什么呢？

在我看来，家长患有抽动症，家长的性格也可能是敏感脆弱的，孩子和家长朝夕相处，孩子也可能形成类似的性格；家长的原生家庭的教育方式也可能存在问题，家长复制了上一代人的教育模式，经常压抑孩子；孩子如果经常看到家长的抽动动作，就有可能不自觉地模仿，时间久了，就有可能形成习惯。

从我个人咨询的有限案例来看，绝大多数有抽动症状的孩子的父母并没有抽动症，而据我观察到的有限的成人抽动症案例，他们的孩子并不一定有抽动症。

一位妈妈这样问：

儿子从两岁半开始出现抽动，已经四年了，孩子爸爸也有抽动症。不过爸爸只出现用力眨眼的动作，儿子不仅会用力眨眼，而且手指、脚趾和肚子也会抽动，小时候的脾气非常暴躁。这是不是遗传导致的？

在我看来，这并不是遗传导致的。为什么孩子也会出现抽动症状呢？从妈妈的叙述来看，孩子小时候的脾气非常暴躁，频繁出现这类情绪容易引发抽动症状。恰好爸爸有眨眼动作，孩子无意中会模仿爸爸的动作，所以就学会了眨眼。患上抽动症之后，抽动症状会发生变化，抽动部位有所转移，孩子接着出现了手指、脚趾和肚子的抽动。

这种模仿是比较常见的。一个高中女生在我这里咨询，她的抽动症状比较明显。假期里，她经常和堂妹一起玩，堂妹父母的教育也存在问题，导致堂妹经常感到紧张焦虑，堂妹在不知不觉中模仿她的动作，结果也出现了抽动症状。

为什么有抽动症状的孩子越来越多？首要原因是家庭教育方式不当。如今的父母越来越重视对孩子的教育，有的父母对孩子的要求太高，执着地要求孩子优秀，执着地要求孩子养成好习惯，经常逼迫孩子，批评孩子，惩罚孩子，给孩子施加太多的压力，导致孩子出现紧张、焦虑、压抑的情绪。另一个原因是孩子的学习压力大，学习任务重，竞争激烈，在学习问题上，孩子和父母产生的矛盾比较多。以上这些都容易引发孩子的不良情绪。此外，由于社会氛围的影响，敏感脆弱的孩子越来越多。

家庭教育方式不合理往往在所难免

有的孩子的抽动症状主要起源于不合理的家庭教育。有的妈妈认识到了这个问题，开始努力改进自己的教育方式，争取为孩子创造一个相对幸福、放松、自在的家庭环境，这就是一种进步。只是家庭中的其他成员有可能难以沟通，不一定能够马上做出改变，或者连妈妈自己也做得不是那么到位，妈妈又开始担心这样的情况是否会对孩子抽动产生很大的影响。

这样的情况肯定会对孩子抽动产生一定的影响，不过既然妈妈已经开始重视改变自己的教育方式，往往不会做得太差，对孩子抽动产生的影响就不会太大。

一个 6 岁女孩患抽动症一年多，父母以前的教育方式存在不少问题，父母还经常争吵，互相指责。孩子被确诊患有抽动症之后，妈妈读了我的书，明白了改善父母的教育方式和孩子的性格的重要性，也明白了孩子的情绪和感受对抽动的影响。这是一件好事，只是妈妈过于在意孩子的情绪，以至于每天都胆战心惊，生怕孩子的情绪变差。爸爸的教育方式虽然比以前有些改进，但是还存在不少问题。爸爸有时不太注意孩子的感受，对孩子的态度有些强硬，有时会对孩子发火，妈妈对此很担心。妈妈的担心是有道理的，孩子的性格确实有些敏感，爸爸的态度会对孩子产生一些影响，有时爸爸发火之后，孩子的抽动症状会更加明显。

当然，理想的状况是爸爸进一步做出改变，但是爸爸比较顽固，很难沟通，妈妈如果非要爸爸进一步做出改变，就有可能引起频繁争吵，有可能对孩子的影响比较大。所以，妈妈最好暂时接纳爸爸的问题，以后再慢慢寻求改变。整个家庭环境已经比以前有了很大的改善，即使仍然存在一些问题，对孩子的影响也不是特别大。

父母的成长是一个长期的过程，刚开始必然会存在一些问题，这是正常的，父母只要不断进步就好。

以下是我和一位妈妈的交流内容：

妈妈：维尼老师，今天我因为孩子读英语的事情没控制好情绪，骂了他，虽然我在事后向孩子道歉好几次，但我对自己情绪失控这件事还是无法释怀，心里既难受又懊恼。我有好一段时间没有这样生气了，我以前的努力是不是又白费了？

维尼：家长有时难免控制不住自己的情绪，不必苛责自己。多次道歉之后，孩子就不会特别憋屈和生气了，对孩子的影响就不会那么大了。在抽动康复的过程中，家长难免会出现这种情况，不必过于担心。

父母关系对孩子抽动的影响

良好的家庭氛围会让孩子感到愉快放松，有助于孩子抽动症的康复。父母如果经常争吵，就会影响抽动症的康复。父母如果冷战，家庭氛围令人感到压抑，就会对抽动产生负面影响。下面主要谈谈父母教育理念差异的问题。

一位妈妈这样说：

> 爸爸一直很少管孩子的学习，对孩子非常温和，现在比我更受孩子欢迎。我好几次建议爸爸多管管孩子的学习，每次他都说家长不用多管孩子的学习，学习成绩与孩子的天赋有关，家长管多了也没用。

对于孩子的学习，父母都有各自的道理。妈妈过于重视孩子的学习了，以至于经常因为学习问题对孩子发火。爸爸过于忽视孩子的学习了。目前孩子的学习和二三十年之前不太一样，孩子的学习压力大，难度高，任务重，竞争激烈，如果家长不给予及时的帮助，孩子就有可能克服不了学习上的困难，逐渐失去对学习的兴趣和信心，甚至会出现厌学情况。

这位妈妈继续说：

> 对于孩子抽动的问题，我很焦虑，孩子爸爸一直说没事，说这是阶段性的，要让我忽略这件事，孩子慢慢就会好了。可我总觉得如果孩子的情绪问题和心理问题没有得到解决，孩子就不容易好起来。就像现在这样，孩子的情况时好时坏，总不能坐等孩子自己好。

其实父母双方都各有一定的道理，但也都存在问题。妈妈过于焦虑，把抽动想象得过于严重了。爸爸却把抽动看得过于简单了，以至于不愿去解决目前存在的问题。如果家庭教育存在问题，或者孩子的性格存在问题，有些孩子往往就难以自愈。

有些家庭教育专家强调父母的教育理念要保持一致，这样孩子才不会感到困惑，也不会有空子可钻，对此我不大赞同。如果父母的教育方式都是合理的，那么父母保持一致是正确的。但是，如果保持一致去压抑孩子，就不好了。有抽动症状的孩子更需要宽松的教育环境。如果父母一起训孩子，或者一起逼孩子，那么孩子会有什么样的感受呢？孩子会不会感到压抑甚至绝望呢？会不会出现更加紧张、难受、郁闷、委屈的情绪呢？这无疑对康复不利。

教育方式的转变

　　父母不合理的教育方式往往是引发孩子抽动的重要原因。所以，父母先要改变自己的教育方式。对于抽动症康复而言，什么样的教育理念特别适合呢？我推荐"顺应心理家教法"。"顺应心理家教法"重视孩子的心理和感受，注重父母心态和情绪的调整，帮助孩子获得放松、幸福的家庭环境，这无疑是有利于抽动症康复的。这种理念也适合普通儿童，注重亲子关系，促使孩子学会与他人合作，能够有效解决家庭教育的常见问题，促进孩子健康成长，其有效性在实践中得到了广泛的验证。

　　有关"顺应心理家教法"的详细阐述，请参考我的另两本著作《顺应心理，孩子更合作》和《顺应心理，轻松度过青春期》。

实例：什么是"顺应心理家教法"

先看几个案例，直观地了解"顺应心理家教法"。

实例一：孩子是如何回归阳光少年的

几年前，有一家人从遥远的南方来到青岛，找我咨询。我现在还能回想起来当时交流的情景。孩子虽然有一些抽动症状，但是依然聪明可爱，只是出于某种原因变成了"刺头"。父母后来改变了教育理念，学会了顺应孩子的心理，孩子逐渐回归阳光少年，抽动症状也自然消失。

以下是孩子妈妈的回顾：

今天能用如此淡定的心情回顾儿子这五年走过的历程是在我意料之外的，因为孩子曾经走过了在他看来非常苦涩的路。孩子的转变源自父母教育方式的改变，这归功于维尼老师的指导。

儿子出生一年后，我的工作非常忙，儿子一直住在外婆家，直到上学前，我才把孩子接到我身边亲自照料。我发现孩子无法与同学好好交流，时常因为和同学发生矛盾而被班主任投诉。儿子在我所任教的学校里就读，儿子的情况令我非常烦恼。我经常给他讲道理，却没什么效果。后来孩子在课堂上无法集中精力，听课困难，对课内的知识掌握得不理想，我开始焦虑了。他写作业时，我没有耐心，经常催促他，动不动就吼他，孩子的成绩始终没有好起来。

上三年级时，孩子出现了一些症状，刚开始眨眼睛，清嗓子，咬手指，后来摇脑袋，频繁的时候会在一分钟之内摇51次脑袋。睡觉时，头部摇摆和身体扭动的次数多到无法躺在床上的程度，孩子只有在熟睡之后才能安稳下来。那时候我才察觉孩子生病了。我带他辗转到各大医院看病，医生诊断为抽动秽语综合征，需要服用镇静类药物来治疗。我看了医生开的药物清单，觉得无法接受，孩子还这么小，这些药会给孩子带来很多副作用。我决定不让孩子吃西药，采用中药治疗和针灸的方案。就这样，孩子断断续续地接受了两年的中药和针灸治疗。

由于常常缺课去做治疗，孩子越发跟不上学校的学习进度了，做作业很困难，上课时经常找同学讲话，经常被批评。我在大多数时候能做到耐心地和他讲道理，但有时会失去耐心，当着他的面摔东西，以表达我的愤怒。

在这样的相处模式下，孩子看在眼里，堵在心里，直到五年级上学期期末考试前大爆发了。孩子变得十分暴躁，秽语症状更加严重，见到谁就骂谁，身体的抽动更加严重。孩子每天都过得非常沮丧，上学时不肯穿校服，不想听课，常常用胳膊肘撞我，时常说："你们为什么要生下我？为什么让我来人间受苦？你们根本不配当父母，还不如让我死了。"他甚至希望父母出门被车撞死，这样他就可以解脱了。我每天都感觉度日如年，只好把手机给他，让他看喜欢的动画片，玩喜欢的游戏。孩子玩了整整一个月的游戏。

我一筹莫展，经常在夜里失眠，就上网寻找抽动症的治疗方案，正好搜索到了维尼老师，并购买了《顺应心理，孩子更合作》这本书，希望从书中寻找到合适的办法，帮助孩子重新拾起对生活的信心。我从书中找到了维尼老师的联系方式，希望能够带着孩子上门请教。

维尼老师同意后，我和老公马上带孩子一起前往青岛。我发现孩子非常愿意与维尼老师讲话。维尼老师似乎有一种魔法，能够看穿孩子的内心，孩子愿意把自己的困惑告诉维尼老师，觉得维尼老师很懂自己。在那两天的咨询中，我和老公敞开心扉，把真实的现状向维尼老师袒露出来。维尼老师中肯地提出了自己的见解，让我意识到自己原来存在那么多的教育误区，原来很多问题是可以解决的。他的三种思维让我醍醐灌顶。只要认知变了，心情就会变得豁然开朗。维尼老师提出的三种思维包括坏事变好事；很正常，没什么；顺其自然。这真的是调整心态的法宝。

从某种意义上讲，这次到青岛与维尼老师见面，与其说是为了孩子而约的，不如说是为我而约的。维尼老师的"顺应心理家教法"解开了束缚孩子的魔咒，让我成为一个会分析问题、更加懂得孩子内心的妈妈。从辞别维尼老师的那一刻开始，我已经获得了重生。

我还记得自己当时和孩子沟通的情景。刚开始孩子并不愿意和我交流，我就和他聊了一会儿他喜欢的游戏，向他请教他最擅长的事情，他对我有了好感。后来，我和孩子的爸爸妈妈交流时，孩子在旁边玩游戏，其实也在顺便听我们谈话。

我主要分析了父母存在的问题，指出了父母应该改进的地方。孩子觉得我能理解他，就打开了心扉，愿意和我们一起交流。孩子很有思想和个性，我让他做了几道数学题，我发现他挺聪明。无论孩子将来的学习如何，他都是一个可造之才。孩子感觉到了我对他的欣赏，所以很愿意和我交流。

和我交流期间，他从来没有说过秽语。我请妈妈回忆孩子骂父母的来龙去脉，孩子往往是在很生气的时候骂的。父母当时的做法也存在问题，孩子并非无缘无故地骂父母。只是因为他很有个性，胆子比较大，所以敢于骂出来。

后来孩子妈妈这样说：

从青岛回到家里之后的半个月里，孩子的情绪依然有反复。这是因为他认为妈妈不会真的做出改变，不会从心底里爱他。但是我的内心有了"顺应心理"的旗帜，我不会再被孩子表面的无理打倒。抽动症不是洪水猛兽，秽语只是孩子认为父母无法理解他而做出的暂时性发泄武器。只要我们学会理解孩子，学会疏导他内心压抑的情绪，他一定就会放下盔甲，做回一个天真烂漫、阳光十足的孩子。

从青岛回来以后，我一直按照维尼老师的理念育儿，成效显著。到如今，孩子的抽动症状基本上消失了，孩子学会了自控，学会了合理地表达自己的情绪，能够自觉完成学校的作业，而且发展了绘画特长，爱上了篮球运动，交了很多朋友，在家玩耍时还时常哼着流行歌曲。孩子如今变回阳光勇敢的少年了。在这个过程中，我也得到了成长，变成了一个非常懂得与学生交流、与家长沟通、上课非常高效的英语老师。维尼老师的"顺应心理家教法"的确是育儿的法宝。

感谢维尼老师！我特别赞成维尼老师潜心研究的"顺应心理家教法"！

实例二：顺应心理，孩子的抽动好了

以下是一位妈妈的分享：

在儿子出现抽动症状以前，我一直认为自己是一位非常用心、非常讲道理、非常合格的妈妈。我读了很多育儿书，对孩子的早教也做得不错，儿子显得很聪慧。但我对孩子的期待过高，要求孩子每门功课尽量考到100分。如果孩子考不到100分，我就会追问原因。对于孩子不会做的题目，我讲上两遍就变得不耐烦了。我总认为像这样简单的题目，孩子不应该不会做。

我常常为一件小事暴跳如雷，对孩子大喊大叫。

小时候，父亲对我的要求很严格，我也会下意识地要求孩子把每件事做到完美的程度。如果孩子有一点儿没做好，我就会批评他。可悲的是，我一直以为自己是一个讲道理的妈妈。现在想想，我只是以讲道理的借口强迫孩子接受我的想法。孩子爸爸的观点和我的相同，我们都认为要对孩子从小严格管教，不能让孩子养成坏习惯，否则长大后就会一事无成。原本好好的孩子在我们夫妻的苛求下得了抽动症。三年级的时候，孩子突然出现频繁点头、摇头的症状。我当时不知道这是抽动症状，还以为是坏习惯，一味地要求孩子控制自己。

后来医生诊断出孩子患了抽动症。孩子吃了很多药，但基本上无效，还受了不少罪。后来我接触到了维尼老师的文章，便如饥似渴地读完了。我认识到自身存在很多问题和不足，下定决心要从自身做起，改变教育方式和态度。

孩子症状严重时，头每一两秒摇一次，有时哭着说头摇得疼，吃了一两年中药，仍没有明显好转。孩子上课时注意力无法集中，学习成绩直线下降。五年级时，孩子跟我谈心，说自己现在是班上的差生，学习不好。

面对这样的苦果，我不断反思，顶住了全家的压力，果断地给孩子停了药，按照维尼老师的方法改变自己和帮助孩子。我以前总是对父母和公婆不耐烦，说话的声音很大，让老人们很不高兴，我现在经常抽时间陪父母和公婆说话，和他们谈心，注意自己的语气和态度，让他们觉得舒心。对于孩子的一些问题，我不再着急。当孩子因为答不出题而烦躁时，我会安慰他："不要急，慢慢来。"等到孩子的心情平静下来以后，我再给他讲解，一步步引导他自己说出答案，让孩子的自信心逐步恢复。

孩子不想学习的时候，我同意他先玩一会儿，等心情好了再去学。每当遇到什么事时，我都尽量和孩子商量着办。我尊重孩子的意见，尽量让他自己做主。当他没有完成自己定的计划时，我不会责怪他，因为大人有时也会有坚持不下去的时候。我只会简单地提醒他，鼓励他下一次要完成自己定好的计划。我学会了理解和尊重孩子，孩子愿意告诉我他的想法，愿意和我一起讨论。

维尼老师：我的"顺应心理家教法"并不是专门针对抽动症康复的，但能让孩子变得平静愉快。孩子放松了，抽动症状自然就减少了。

这位妈妈继续说：

孩子的抽动症状在慢慢好转，外人已经很难发现孩子的症状了。这个好转的过程真的考验家长的耐心和毅力。更让我高兴的是，他对长辈的态度比以前更好了，说话的态度大有改观，老人们都很高兴。

有一天，他不想洗澡，我生气了。他说："我自己觉得舒服就可以了，一天不洗澡没关系，没什么大不了的。"我仔细一想，儿子说的对呀！儿子已经在不知不觉中接受了维尼老师平和的理念，我为什么还要那么执着呢？

9月份开学以来，他在很多方面都有很大的进步。如果儿子没有得抽动症，我就不会去学习，不会成长，将来有可能带给儿子更大的伤害。所以，这也算坏事变好事。

实例三：改变孩子，先从父母的自我成长做起

以下是一位妈妈的话：

维尼老师，您好！我已经有半年没和您联系了，这是因为我不希望一出现问题就找您求教。关于您书上提到的理念，我需要自己去思考消化，需要把这些理念转化成我自己的东西。如今每当孩子做作业的时候，我就读您的书。每次读您的书时，我都会想起自己以前对孩子犯下的错误。

我之所以今天和您联系，是因为特别想告诉您，我经过半年的努力，尽量顺应孩子的心理，改善了亲子关系，孩子原来出现的焦虑、逆反、抽动和强迫如今减轻了很多很多。他变得有上进心，爱学习，爱看书，爱运动，能主动完成作业，基本上不用我操心。他虽然在遇到某些事情时还会比较焦虑，但是不再像以前那样爱发脾气。经过半年的努力，孩子有了这样的改变，我很满足，很感恩！

这半年里，我曾辞掉了工作，在家全职照顾孩子，后来发现自己的性格不适合全职在家，就重新找了份工作。我在工作和孩子之间找到了平衡点。如今每天晚上睡觉前，我都会抱着

孩子说"妈妈爱你"，孩子也抱着我说"我爱妈妈"，这是我和孩子一天中最甜蜜的时刻。

我以前总担心惯坏了孩子，担心孩子没有规矩意识，所以没有顺应孩子的心理，孩子的抽动动作和发声都比较多。有一天中午，天气比较热，孩子抽动得比较明显，我觉得即使天气比较热，忍一忍也就过去了，不同意孩子开空调。维尼老师则建议我打开空调，孩子感觉舒服了，抽动就会变少。我试了试，果然如此。最近我按照维尼老师的建议，孩子想做什么事，只要在合理范围，我就顺着他的心意，让他去做，所以孩子发脾气的情况变少了。

有一天下午4点，还没到晚饭时间，他说要吃烤香肠。要是以前，我有可能拒绝孩子的要求，让孩子等到吃晚饭时再吃，那天我痛快地答应了。孩子吃完后，我看到了他由衷满足的表情。后来，孩子的动作和喊叫越来越少了。

"顺应心理家教法"简介

下面列出"顺应心理家教法"的一些要点。要想详细地了解和掌握"顺应心理家教法"，请阅读我的另一本著作《顺应心理，孩子更合作》。

（1）父母要重视孩子的心理和感受。

（2）父母先要理顺亲子关系，再寻求改变。好的亲子关系是教育有效的前提。

（3）父母要调整好自己的心态和情绪。

（4）父母对孩子渗透我提出的三种思维，提高孩子的抗挫折能力，改善孩子的性格。

（5）三种心理学方法

①认知疗法。父母要学会理解孩子，改变对孩子问题的认知，从而减少火气。

②行为疗法。父母有时不必说教，可以让孩子体验结果，从而让孩子改变行为。

③人本主义疗法。父母要相信孩子都是想变好的，都有自我成长的力量。

（6）面对孩子的问题时，父母先要理解孩子，再找原因，想办法。

（7）亲子沟通的秘诀是父母先理解和肯定孩子，再提出自己的看法。

（8）父母要学会情绪管理，帮助孩子改善脾气。

（9）父母学会适当帮助孩子的学习。

"顺应心理家教法"的哲学基础包含以下两点：

（1）中庸之道。父母既不能不管孩子，又不能管得太多，要适度地管。面对孩子的要求，父母要适当给予满足，适当拒绝；先说好，再说不；父母要树立规则，但是执行时要有弹性。

（2）顺其自然。父母要努力帮助孩子的学习，对结果顺其自然。父母要努力培养孩子的生活好习惯和自理能力，对结果顺其自然，不必太勉强。

父母如何减少自己的火气?

父母经常冲孩子发火,是导致孩子抽动的一个重要原因。

父母如何减少自己的火气呢? 忍耐是常见的方法,但是有的父母经常忍不住,或者忍了很久,结果还是引起了更大的爆发。为了帮助父母有效地减少火气,我建议父母学习认知疗法。认知疗法是一种心理咨询方法,我把它引入父母情绪的自我控制中。经过大量咨询的验证和读者的反馈,效果不错。

认知疗法的原理如下: 直接决定情绪和行为的不是事情本身,而是对事情的看法或认知。所以,只要改变了对事情的看法或认知,就能改变情绪和行为。

比如,孩子撒谎了,有的父母认为孩子撒谎说明孩子的品质不好,有的父母认为自己已经和孩子强调了很多遍不许撒谎,结果孩子还是屡教不改。父母一旦有了这样的认知,自然就会生气发火。父母如果懂得理解孩子,就会明白孩子撒谎有可能是父母造成的。孩子因为知道说真话的结果可能是遭到父母的批评或打骂,所以才不得不说谎。父母一旦有了这样的认知，自然就不会生气，也不会发火了。

再比如，孩子写作业磨蹭，有的父母认为孩子磨蹭是不学好、不上进的表现，或者认为自己已经和孩子说了好多次学习要专心，孩子却没有做到。父母一旦有了这样的认知，自然就容易生气发火。父母如果学会理解孩子，就会明白孩子写作业磨蹭是有原因的，具体原因包括以下几种：也许是因为孩子对学习缺乏兴趣，缺乏信心；也许是因为有些作业的难度比较大，此时孩子需要父母的帮助，来克服学习中的困难，逐渐培养起对学习的兴趣和信心；也许是因为父母的批评、打骂太多，孩子变得厌学。父母一旦有了以上这样的认知，自然就不会生气发火，而会去找原因，想办法，帮助孩子逐渐养成专心的习惯。

如何运用认知疗法来减少父母的火气呢？就是父母要学会理解孩子，改变对孩子问题的认知和看法，火气就会明显变少。

关于如何理解孩子的内容，请参考我的另一本著作《顺应心理，孩子更合作》第二章第四节《学会理解孩子，管教更容易》。

此外，父母还需要学习一些智慧的理念，这样才能更好地调整心态，可以参考以下内容：

（1）降低对孩子的期望，降低对孩子的要求。

（2）努力之后，对结果顺其自然。

（3）放下对孩子学习的过度执着。

（4）学会三种思维：坏事变好事；很正常，没什么；顺其自然。

（5）看淡不同结果之间的差别。孩子能够上一个好学校固然不错，但是与上一个相对普通的学校的差别不是特别大，适合孩子的学校才是比较好的。

（6）不要把某些事情看得那么严重。有的父母对孩子的生活习惯过于在意，经常为此冲孩子生气发火。其实很多生活习惯并不像父母想象中那么重要。父母可以努力培养孩子好的生活习惯，孩子暂时做不到，父母可以顺其自然。相关内容请参考我的另一本著作《顺应心理，孩子更合作》第二章第六节中的文章《不必对培养"好的生活习惯"过于执着》。

当然，让父母真正减少火气的办法是有效解决孩子的问题。如果孩子的问题一直存在，比如一直撒谎，或者一直写作业磨蹭，那么父母很难没有火气。针对家庭教育中的常见问题，我提供了实用的、接地气的解决方案，具体内容请参考我的另两部著作《顺应心理，孩子更合作》和《顺应心理，轻松度过青春期》。有关孩子写作业磨蹭的问题，可以参考《顺应心理，孩子更合作》第五章第七节《孩子写作业磨蹭、不专心怎么办》。

总之，为了有效地解决问题，父母需要先减少火气，变得放松和平静，这样一来，一方面亲子关系好了，孩子会容易合作；另一方面，静能生慧，父母平静下来了，就有了理性和智慧，往往就能想出解决问题的办法。孩子的问题得到解决了，父母的火气就会进一步减少，从而进入良性循环。

图3列出了父母减少火气的综合策略。

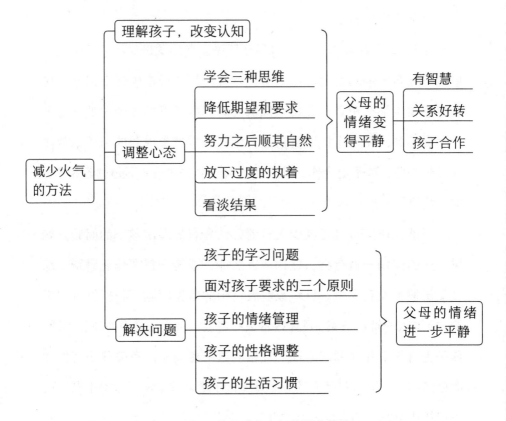

图 3　父母减少火气的综合策略

实例一：孩子起床磨蹭，我如何平静应对？

一个住在国外的家庭在我这里咨询。女儿 5 岁，有抽动症状。老师要求早上 9 点到校，妈妈 8 点叫孩子起床，孩子往往会赖床 10 多分钟，起床后还要吃饭和洗漱，一般八点半就要出门。妈妈认为时间安排得非常紧张，看到孩子磨磨蹭蹭就很着急，甚至冲孩子发火。妈妈说，什么道理她都明白，也知道因为孩子抽动，所以她尽量不发火，会强压着火气，但往往忍不住发火。

这位妈妈之所以无法平静应对，往往是因为没有真正明白其中的道理，需要调整自己的认知，需要寻找解决问题的方法。

这位妈妈可以改变一下做法。我推荐使用多次唤醒法，可以在七点半叫一下孩子，或者轻轻推推孩子，但并不是为了让她醒来，而是让她稍微动一下，再睡个回笼觉。这样后面再叫一两次，经过两三个回笼觉之后，孩子的睡眠质量就会有所提高，起床就容易多了。到了8点再叫醒孩子，可以播放孩子喜欢的音乐或故事，孩子听了会有些兴奋或开心，就不大赖床了。如果哪一天孩子仍然磨蹭，妈妈可以适当降低要求，可以帮孩子穿衣服，或者喂孩子吃饭，或者让孩子早饭吃少点儿，这样时间往往就够用了。在这个过程中，妈妈不必不停地催促，只提醒孩子一两次，然后就让孩子自己体验结果。孩子即使偶尔迟到，也没什么大不了的，这也是好事，老师有可能批评孩子，这也是孩子自己体验后果的机会，印象会更深刻。这位妈妈按照我的建议去做了，孩子磨蹭的情况就明显变少了。妈妈也能够接纳孩子迟到的结果了，就更不会着急上火了。即使孩子有时还在磨蹭，妈妈也能放松地等待了。

实例二：认知疗法解决了我的育儿困惑

以下是一位妈妈的分享：

儿子从小体弱多病，5岁以后虽然不经常发热感冒了，但是出现了新的问题——抽动症。有一段时间，我觉得活着特别累，命运如此爱捉弄人。孩子出生以后，我总是担心他赢弱的身体，总是处于一种很紧张的状态。他偶尔的一声咳嗽就会让我寝食难安，我生怕他又病了。生活好不容易慢慢步入了正轨，孩子却又出现了抽动。

我曾经为此感到很困惑，也感到很无助。我不明白孩子为什么会得这个毛病，不知道该怎么办。后来我读了维尼老师的文章，才知道这与家庭教育有关。

我的性格不怎么好，容易和别人发生冲突，特别爱发火，思想比较偏执。我的教育方式简单粗暴，孩子稍一不听话，我就对孩子河东狮吼。因为孩子的身体不太好，所以我总是控制他的饮食，吃任何食物都要定量，总怕他上火或感冒。如果孩子因为不听我的话而感冒发热，我就无法原谅孩子，就会对病中的孩子不耐烦。我对孩子的这种管教方式延伸到了生活的各个方面。

孩子受了我的影响，他的脾气也很差。每当他发脾气的时候，我总是压制他，不许他哭，不许他闹。因为我一直认为男孩哭闹是很没出息的表现。后来维尼老师告诉我，孩子的情绪一直不太好，我总是压制孩子，不允许孩子发泄，导致孩子无意中用抽动作为宣泄的出口，并且形成习惯，就出现了抽动症。

我以前读了不少有关家庭教育的书，总感觉书中的很多道理理解起来容易，可是一到实际操作时就应用得不得法。很多专家都提到父母要宽容孩子，但是，每当和孩子发生冲突的时候，我真的很难做到对孩子宽容。我有时会强压心中的怒火，但长时间压抑对自己并不好，而且有可能爆发得更加强烈。为什么改变教育方式这么难？后来我读到了维尼老师的著作《顺应心理，孩子更合作》，这本书一下子就吸引了我，困惑我多时的难题一个接一个地被解决了。

很多专家都说父母要宽容孩子，但是没有说如何做到宽容。维尼老师说宽容的基础在于理解，父母只要理解了孩子，改变了认知，就能做到宽容孩子，就能减少火气。自从应用了维尼老师的认知疗法以后，我感觉教育孩子越来越轻松了。虽然我有时候仍然控制不住唠叨，孩子仍然会发脾气，但是事后我都会深刻反省自己到底哪里做得不够好，思考孩子的哪些方面需要我帮助改进。如今，我不再压制或斥责孩子了，孩子很少哭闹，抽动症状也基本上消失了。

实例三：反省自己，改变认知，就不发脾气了

以下是一位妈妈的分享：

我曾经以为教育孩子唯一的办法就是压制，只要我的态度强硬，孩子自然就会听话。殊不知，这样做后患无穷，孩子变得胆小敏感，遇到困难时总是哭泣，不够刚强。5岁时，孩子出现了抽动症状。在维尼老师这里咨询之后，我认识到，孩子的性格形成虽然包含先天的因素，但是和我的教育方法息息相关。

认识到问题的严重性以后，我决定改变自己，努力减少火气。遇到问题时，我先站在孩子的角度考虑问题，这样一来，很多

事情就好理解了。我改变了自己对问题的认知，火气就明显变少了，就不会靠发脾气和惩罚来教育孩子了。我逐渐能够做到和孩子商量着来，或者平和地告诉孩子应该如何处理问题。但是，就像维尼老师说的那样，我的不合理的思维方式已经形成惯性，所以经常连想都没想就发脾气了。每次发火以后，我都要及时反省自己在认知上的错误，这样就能逐渐形成新的合理认知和习惯性思维。

有一次，孩子在洗澡，手臂被喷头软管缠住了，我帮他把胳膊绕出来，孩子突然大发脾气，气急败坏地说我推他了。当时我觉得很委屈，忍不住也向他发脾气。后来分析了一下，我发脾气背后的认知是自己好心帮他，可他不仅不领情，还乱发脾气，所以我觉得委屈。如今我要学会理解孩子，孩子之所以会发火，可能是因为误会我了，或者是因为觉得事情没如他所愿。如果孩子误会我了，我就要及时消除孩子的误会，耐心地和他解释。如果孩子觉得没能如愿，我就会告诉他遇到问题时要思考，要找到解决问题的方法。事后我经常向他渗透维尼老师提出的三种思维，告诉他出现问题很正常，没什么，很多事情其实没什么大不了，这样孩子将来遇到不顺利的时候就会淡定些。

还有一次，孩子不愿睡午觉，要我陪他玩，我对他教育了一通，但是我的语气和措辞不大好。事后我反省自己，我应该改变自己的认知，孩子毕竟是孩子，他想让我陪他玩是正常的，我没必要生气。另外，我不应该认为孩子不懂事，我以前并没有用恰当的方式告诉他应该怎么做。以后遇到此类问题时，我要心平气和地告诉孩子："你已经长大了，做事情时要考虑别人的感受。比如：别人睡觉的时候，你要轻手轻脚地开门，不要把别人吵醒；别人休息的时候，你要自己玩或看书，不要总是缠着大人。"这样平和地说，孩子就容易接受。

经过多次反省，再遇到类似的问题时，我就会用新的认知来考虑问题了，很少出现坏脾气了。

过了一段时间，我发现孩子的性格有了很大的变化，没有经过什么治疗，抽动症状基本上消失了。尤其是遇到问题时，他能够自己解决了，哭的次数明显减少了。

以前他骑自行车时摔跤了，会趴在地上哭个没完，那是因为我以前看到他哭时总会带着情绪骂他："真没用，哭什么哭，爬起来不就行了！"

如今，他骑自行车时偶尔摔倒了，我只会轻描淡写地说一句，要他自己爬起来，我不会带任何情绪，这样他就能够像个男子汉一样爬起来继续骑，即使摔得再疼也不会哭了。有时候孩子的敏感胆小是家长造成的，是家长的情绪影响了孩子。孩子在遇到问题的时候，首先想到的是家长会不会生气，会不会骂他，自然就会越想越怕，哭泣不止了。

其实我们大人也是如此。假如我做错了事情，别人从理解我的角度出发，告诉我没关系，我肯定会心怀感恩，也有信心。但是如果别人看到我犯错误了，便火冒三丈，言语和语气都很凶，我的心情就会很难受。只要我们家长能够种下理解和尊重孩子的种子，那么孩子回馈给我们的就是美好的果实。

孩子如今上小学了。前几天开学了，孩子没有哭，也没有磨蹭，表现良好，老师对他的印象也非常好。我回想他半年之前的样子，和如今相比真是判若两人。

放低要求并不等于没有要求

有的孩子之所以会抽动，可能是因为父母对孩子的要求太高或太严，而且往往采用逼迫的方式，态度比较急躁或严厉，给孩子带来很多负面情绪。对于这些孩子而言，父母放低要求显得非常有必要。

孩子抽动症状比较明显或严重的时候，父母最好暂时全面放低要求，给孩子一个更为宽松的环境，包括学习、家务、卫生、睡觉等多个方面。如果孩子不愿意按照要求来，父母就不必勉强孩子。可参考我的另一本著作《顺应心理，孩子更合作》第二章第六节中的文章《努力培养孩子的好习惯，但要对结果顺其自然》。

不过，放低要求并不等于没有要求，只是要求与之前相比有所降低。

在学习上，父母需要适当降低对孩子的期望和要求，但也不能完全不管。如果孩子的成绩下降太多，孩子的压力就会增加，再出现厌学、写作业困难等情况，对康复更不利。父母需要学会调整自己的情绪，适时帮助孩子，让孩子在学习上能变得轻松愉快些，帮助孩子保持良好的学习状态。具体内容请参考本书第四章第九节《抽动和学习的关系》。

我提倡父母要顺应孩子的心理，但顺应并不等于完全顺着孩子。顺应孩子心理的最终目的是更好地教育孩子，先建立良好的亲子关系，然后再对孩子进行适时的引导、提醒、督促、帮助和教育，孩子就会变得更合作。

另外，当孩子慢慢康复时，父母可以逐渐提高对孩子的要求，但是不要像以前那样对孩子要求过高。

如何管理孩子的手机和游戏时间？

　　如果父母对孩子管得太多，没有给予孩子适当的自主和自由，孩子就会觉得压抑，这样父母就需要做出改变。但这不等于一切都得听孩子的，不等于一切都由孩子做主，尤其是在手机、游戏等方面。

　　一个 6 岁女孩出现抽动症状后，妈妈彻底改变了自己的教育方式，但从一个极端走到了另一个极端，从以前的强势变成了一切都听孩子的，告诉孩子自己的事情自己做主。结果孩子玩手机乐此不疲，一玩起来就持续好几个小时，导致眼睛不舒服，挤眼症状变多了。

　　一个上小学三年级的孩子以前很爱读书，出现抽动症状后，妈妈不敢管他了，结果孩子迷恋上了手机、游戏。

　　孩子特别容易被手机、游戏所吸引，如果父母完全让孩子自己做主，那么大多数孩子是难以抗拒诱惑的，也很难掌控好时间。如果孩子有了"玩手机、游戏应该由自己做主"的观念，父母再想去管控和限制孩子就会比较难，或者容易引发冲突，对康复不利。

　　我建议父母平常可以向孩子渗透这样的想法：手机、游戏可以适当玩，但孩子往往是难以自控的，所以需要父母帮助管理。父母可以和孩子约定好玩手机的时间，执行时要有弹性，可以适当延长时间，或者允许孩子打完这一关。父母在提醒孩子的时候，要明白多次延长孩子玩手机的时间是很正常的事情，很多孩子都会如此，大人也会有类似的现象。像这样带着放松、平静的心情去提醒孩子，等待孩子停下来，就不会让孩子感到烦躁，也能避免亲子冲突。

有的孩子比较逆反，玩手机、游戏的时间往往比较长，此时父母需要明白这个道理：长时间玩手机固然会导致孩子身心疲劳或肌肉紧张，对抽动有一定的负面影响，但是，父母因此对孩子发火，和孩子发生争吵和冲突，对抽动的影响就会更大。

一个七年级男孩玩游戏到凌晨1点，妈妈很生气，冲着孩子吼，打了孩子，发生了激烈的冲突，第二天孩子的抽动变得更严重了。在我这里咨询之后，妈妈反思了自己的问题，改变了教育方式，并且带孩子去做按摩推拿，孩子的症状逐渐减少了。过了两周，有一次，孩子玩游戏的时间特别长，妈妈温和地提醒了几次，孩子在凌晨3点才睡觉。因为妈妈没有发火，孩子玩得比较放松，心情不错，睡眠质量也不错，第二天抽动症状减少很多。

有一次，爸爸看到孩子玩游戏超过了时间，想强行断网。我建议爸爸不要这样做，因为在网络游戏中，往往是几个人一起合作，如果强行断网，就会影响其他伙伴，孩子有可能被伙伴埋怨，容易导致孩子发脾气，甚至暴怒，会对抽动产生较大的影响。

还有一次，到了上一对一网课的时间，孩子还没结束游戏，还想再打五分钟，爸爸坚决不同意，质问孩子是学习重要还是游戏重要。

孩子坚持要再打一会儿游戏，父子二人差点儿要起冲突。妈妈考虑到孩子可能没有打完这一局，现在直接退出游戏会有损失，就和老师商量能否推迟十分钟上课，让孩子把游戏的一局打完了。妈妈灵活地解决了这个问题，避免了冲突的发生。

实例：什么才是重要的？

一个五年级男孩在我这里咨询，孩子的抽动症状持续几年了。孩子的性格比较敏感，易怒，执拗，要强。通过交流，我发现妈妈存在不少问题，孩子的问题与妈妈有关。

妈妈把很多小事看得过于重要了，所以很执着。孩子有时不愿意照妈妈的要求做，妈妈就会频繁地唠叨，甚至生气发火，这样孩子自然会感觉难受。妈妈很重视对孩子习惯的培养，一定要让孩子养成好习惯。孩子有时刷牙比较糊弄，妈妈就会训他，甚至发火。但是对于某些孩子来说，有些习惯不是很快就能养成的，可能需要几个月的时间，也可能几年过去了，孩子还是没养成好习惯。或者在妈妈的唠叨下，孩子养成了好习惯，但孩子其实并不情愿，等孩子到了逆反期，习惯有可能坚持不下去了。其实孩子刷牙有些糊弄有什么了不起呢？只要刷了，问题一般就不会太大。如果想预防龋齿，可以每年让孩子进行一次超声波洗牙，清洁牙齿表面的污垢或色斑。

因为孩子得了抽动症，所以妈妈对孩子的身体格外关注。有时孩子洗了头,不愿意马上吹干,或者吃青菜的量没有达到妈妈的要求,妈妈就会反复训孩子,甚至发火。其实男孩的头发比较短,在家里洗了头,即使没有马上吹干头发,也可能很快就干了,所以没什么。孩子偶尔少吃一些蔬菜不一定会对健康产生多么大的影响。妈妈如果反复唠叨,就有可能让孩子感觉难受和烦躁,就会对抽动产生直接的影响。

为了促进抽动症的康复,家长需要特别关注孩子的负面情绪。父母如果总是因为一些小事或孩子的某些习惯而频繁批评孩子,那么显然会对抽动产生较大的影响。父母关注的那些小事和习惯其实没什么大不了的。另外,孩子之所以敏感,往往是因为放大了某些小事的影响,孩子很可能是受到了父母思维模式的影响。孩子之所以执拗,往往是因为父母非常执拗,父母总是执拗地要求孩子按照自己的想法做。父母需要认识到有些事情没什么大不了的,不必那么在意,不必勉强孩子去做。这样一方面,孩子会觉得舒服些,有利于抽动的康复;另一方面,这种思维模式会传递给孩子,孩子也会逐渐变得好商量,变得不执拗,这对孩子性格的转变有好处。

实例：理解，理解，再理解

一个三年级女孩有清嗓子、咳嗽等抽动症状，妈妈在我这里咨询。以下是妈妈的记录：

2022年3月7日 孩子清嗓子变频繁了

这一周，孩子又频繁清嗓子，维尼老师认为原因是孩子心里不舒服。以前我一直希望她每天晚上八点半睡觉，她不太情愿。前一阵儿，我不让女儿看一部我认为内容很一般的动画片，她红着眼圈走开了。孩子不会反抗，有情绪就憋着。维尼老师建议我可以劝孩子早些睡，但对结果顺其自然，孩子稍晚些睡没关系。即使动画片的内容很一般，孩子喜欢看也没关系，我可以适当满足孩子。

孩子晚上非要我陪着睡，维尼老师说陪就陪吧，暂时不要过于在意孩子的自立性。所以我对孩子说："好，妈妈今天陪你，那明天自己睡吧！"这就是"先说好，再说不"。她答应了，而且入睡很快。

维尼老师建议我多给孩子一些自由，如果父母管得太多，孩子就有可能感到郁闷，不利于抽动的康复。

这一阵儿，每天晚上写完作业以后，孩子想看动画片，我都痛快地答应了，孩子一直没再频繁地清嗓子。后来我陪她睡觉前多聊了一会儿，到了9点，我说我要回自己房间了，她又要和我抱抱，抱够了以后，她大方地和我说"再见"，整晚都很开心。

这几天我和孩子聊学校的事情，我总是先理解她的感受，然后再向她渗透"很多事情其实没什么大不了"的思想。

周四早上，出门的闹钟响了，孩子还在慢慢地喝着豆浆。我没着急，在一旁等着，也不催。孩子大概知道，即使闹钟响了，再等一会儿也不会迟到，我就让孩子自己来把握时间。即使迟到了，也不是我迟到，我急什么呢？

晚上，快到该睡觉的时间了，我自己先洗漱了，她不想去洗漱，我并没有催。我洗完以后就上床看书，她一直磨蹭到8点50分才洗完上床。我们聊到9点20分，这和我希望的8点30分相差甚远。不过我感觉孩子很满意，她的心情很愉快，动作也变少了。

又过了一周，孩子沉迷于看动画片，每天晚上都要看两个半小时。我咨询了维尼老师，他建议不能让孩子无限制地看动画片，家长要适当控制孩子看动画片的时间，可以用其他有趣的事情转移孩子的注意力。

于是，我想出了一些办法。孩子放学后，我陪孩子在外面玩了一小时。我买了飞行棋，孩子不太喜欢下棋，总是有想赢怕输的心理，所以我陪孩子从一个棋子开始玩，先让她赢两次。我按照维尼老师的方法渗透："下棋输了没什么，下棋总会有输有赢。"结果女儿高兴得咯咯笑，她自己也觉得下飞行棋赢了是因为碰上好运气了。周三晚上，我和女儿提前约定好看40分钟动画片，结果孩子多看了一集（规则的执行要有弹性），然后下飞行棋。

周四晚上，我陪女儿在公园玩了一小时，回到家吃过晚饭后，她说不想看动画片了，要下飞行棋。我用这样的方法减少了女儿看动画片的时间，效果不错。

周五晚上，女儿想和邻居家孩子玩，结果被邻居家孩子妈妈拒绝，她的眼圈红了，自己用手擦了泪。我叫她到我这里来，我安慰了她，她便呜呜地哭了，哭了10多分钟。我搂着她，轻拍她的背，说了句："你一定很委屈吧？"孩子的情绪不好，最好发泄出来，如果一直憋在心里就有可能作怪。

周六上午，我陪女儿去滑冰。回家吃了午饭以后，她想看我和爸爸下跳棋，当时我累得厉害，所以推辞了，她估计有些不开心，就回屋看书了，但不愿写作业。爸爸提醒了她一次，她还是不写。不写就不写呗，顺其自然。到了下午4点，她一个人在屋里看书，清嗓子并不多。此时邻居家孩子来敲门叫她下楼玩，她问爸爸行不行。爸爸说："你自己决定吧！明天爸爸出差，妈妈带你去公园玩，然后去姥姥家，你自己安排吧！"

女儿想了想，就回绝了伙伴，自己去写作业了。孩子的事让孩子自己决定，孩子知道不能不写作业。

最近女儿的抽动症状明显少了。

2022年3月20日 妈妈像小猫一样温柔

昨天放学回家后，我建议孩子下楼玩一会儿，她拒绝了，她想在家里玩。我就随她吧，没什么。

晚饭后说好看40分钟动画片，孩子一般都能按照约定来，我和孩子都觉得很满意。

昨晚8点40分洗漱，聊到9点30分，我愉快地和孩子道晚安。聊天的时候，女儿说如果要写作文，就写妈妈像小猫一样温柔。我真的好高兴，看来我这段时间的努力没有白费，我在孩子心中的形象已经改变了。

2022年3月21日 我不耐烦了，我错了

昨晚我和孩子刚开始挺愉快的。我们聊到9点15分左右，她可能没有聊过瘾，前几天临睡前都能大方地和我道别，昨天特别想让我陪她睡。我马上答应了，可是她总是翻腾，让我很烦，大概过了10分钟，我很不耐烦，说："要不你自己睡吧！"她不高兴了。我本来答应陪她睡，结果却反悔，孩子肯定不高兴了。她点头表示同意，不吭声。黑暗中我觉出了孩子有些不对劲。我问："你怎么了？是不是生气了？"在我的引导下，她呜呜地哭了，哭得很伤心，就是不说话。后来我说："你为啥哭啊？"

她说我说话不算数。我说："是妈妈错了，明明是我错了，你却拿妈妈的错误来惩罚自己，让自己那么难过，多不值啊！你如果不高兴就哭出来，就说出来，好吗？"然后我抱着她，向她道歉了。

2022年3月24日 孩子不敢磨蹭了

最近这段日子，早上我不再催促孩子，孩子不慌不忙，有些磨蹭，周三早上迟到一小会儿，周四早上去得比周三更晚些，我都没说什么。周五早上她说："今天我得早点儿出发，要不就迟到了。"然后以迅雷不及掩耳之势刷牙，洗脸，吃饭。吃饭时她问我几点出发比较合适，我说7点20分出发肯定来得及，结果她7点10分就出门了，而且总催我，嫌我慢。我猜老师批评她了，她不希望再挨批评。其实上学迟到不迟到是她自己的事，我以前操太多心了。

最近孩子清嗓子少了，动作也少了，看动画片时清嗓子会多一些，大概每分钟1次，不算严重。

2022年3月31日 孩子的症状变得很轻微了

本周连上6天学，今天早上，连我起床都有些困难，孩子起不来也很正常。维尼老师说得对，我要多理解孩子。

前几天孩子清嗓子少了，昨晚又多了些，看了动画片40分钟还不愿停下来，又多看了两集。我有点儿不淡定了，我需要调整自己。孩子不可能每天都那么好商量，我也在看电视，孩子想趁机多看一集动画片，也正常。

今天我的感慨颇多，回想起孩子去年七八月抽动得非常严重，当时我心痛得吃不下饭，睡不着觉，我刚刚意识到抽动与孩子的心理有关。

现在我意识到，尽管我并不严厉，但我以前有80%的认知是错误的。女儿的性格和我的性格有很多不一样的地方，我自以为正确的教育理念和教育方法其实并不适合她，我没耐心，对孩子要求过高。女儿很要面子，希望得到最亲的人的认可，只能通过压抑自己才能获得认可，所以才会出现抽动症状。

我认识到自己以前犯了很多错。我以前觉得成功是衡量人的唯一标准，现在才明白孩子的身心健康比出类拔萃更重要。我以前经常催促孩子，经常对孩子不耐烦，爱唠叨，总是说教，总是觉得孩子做得不够好，不符合自己的要求。我现在才明白孩子需要我的爱，需要我的宽容、尊重和信任。我以前一看到孩子不会做题就急躁，觉得孩子笨，结果导致孩子一做题就紧张。我现在才明白我需要接纳孩子的现状，不能因为学习而损害孩子的身心健康。

我以前总逼她吃下我认为合理的营养餐，喝下多少水，不让她吃零食，还嫌她吃得慢，总是生气地催促她。我现在才明白有些事情可以让孩子自己做主。此外，学习也是她自己的事情，她有能力进行自我调整，我要相信她，给她时间，不要代替她成长，不要总是担心她忘记写作业、迟到或成绩偶尔低迷，而要信任和鼓励她，她自然就会反省和调整。以前每当孩子哭时，我都会告诉她哭是没用的，哭解决不了任何问题。我现在才明白哭并不是没出息的表现，而是合理的宣泄。

现在孩子的症状尽管没有百分之百消失，但是已经变得很轻微，外人很难察觉到，孩子的性格和心情也变得好多了，能坦然面对很多困难和挫折。继续坚持吧！

实例：为了拯救你，妈妈甘愿付出一切

以下是一位妈妈的分享：

人们常说，妈妈是伟大的，可以为了孩子的健康和快乐牺牲自己的一切。妈妈这样爱孩子，为什么孩子还会得抽动症呢？我现在才明白，虽然我很爱孩子，但是爱的方式不对。

我的孩子从小胆小，脾气也不好，爱大声喊着说话。有一段时间，我和老公的教育理念不一致，再加上工作上的不顺心和生活上的琐事，我经常把火发在孩子和老公身上。孩子深受折磨，不知所措，惶恐不安。那段时间里，我发现孩子变得不快乐了，他和父母之间的玩耍变少了，他的脾气变得更差了，经常大声和我说话。

孩子的小学老师非常严格，孩子在课堂上很调皮，爱做小动作，爱说话，注意力不集中，有时候甚至会离开座位。老师经常在放学后把他留下，经常批评他，孩子回家后我和老公也批评他，但他总是改不了这些毛病。一年级上学期的一天，我发现孩子的头和脖子像打冷战似的抖动，后来被诊断为抽动症。从此以后，我带孩子到处寻医问药，但是没有多少效果，情况时好时坏，症状包括眨眼、吸鼻和抖肩，交叉出现。我和老公陷入了苦苦的挣扎。我们开始反省，是大家给孩子施加的压力太大了。

维尼老师：孩子本身就比较胆小敏感，大家轮番施加压力，孩子便出现了抽动症状。

后来我读了维尼老师的文章，才明白抽动症并不是特别严重的问题，可以通过改变父母的教育方式来逐步改善。读了维尼老师的文章之后，我感悟颇深，本来自己是爱孩子的，但我的教育方法不对，爱孩子的方式不对，结果出现了这些问题。

孩子一年级时数学不太好，不会做10以内的加减法。在辅导他的时候，我经常发脾气，还会训他："你怎么这么笨？"我有一种恨铁不成钢的感觉，我从小到大学习都很好，孩子为什么不像我呢？我的性格比较急躁，经常训斥孩子，还会打孩子。孩子在学校里被老师批评，在家里被父母训，小小的孩子如何能够承受呢？孩子一旦承受不了，就会用某种方式发泄出来。就像维尼老师所说的那样，同样是感到害怕或受了委屈，不同的孩子反应不同：有的孩子会哭出来；有的孩子大大咧咧的，就像什么事也没发生一样；有的孩子细腻敏感，会以抽动的方式表现出来。我一度深深地责怪自己，有时会泪流满面。

　　我每天都要读一读维尼老师的书，每次读了都有新的感悟。我开始改变自己的教育方式，改变自己的认知，多理解孩子。我和老公一起读维尼老师的书，因为我认为父母的家庭教育要同步，教育理念要一致。经过我和老公的努力，过了二十多天，孩子的状况变得非常好，身体基本上不抖动了。孩子的眼神也发生了变化，变得有光了。孩子也爱笑了，不再大声喊着说话了，愿意和我们亲近了。有一次，孩子突然问我："妈妈，你怎么不朝我发火了？"我问儿子："是现在的妈妈好，还是原来的妈妈好呀？"儿子贴着我，搂着我的脖子说："现在的。"我们在床上打起了滚儿，嘻嘻哈哈地玩闹起来。

　　如今，不仅孩子变好了，我们夫妻的感情也变好了，家庭氛围也更好了。孩子以前在心理上受到了压抑，现在我要让孩子把内心的压抑都释放出来，让他痛快地玩耍。我不再对孩子说这个不准做，那个不准做了，我要让孩子放心大胆地去做自己的事。父母需要做的就是好好陪伴孩子，理解孩子，包容孩子，接纳孩子。

　　后来，我和老公的教育理念达成一致了，我们常带孩子一起玩，孩子很快乐，在学校里也有进步，上课不乱说话了。我们和老师沟通后，老师的批评变少了，鼓励变多了。

　　如今孩子变得很豁达，不再会因为一些小事而动怒。他经常说的一句话是"天上飘着五个字——'啥都不是事'"。他能够原谅别人的错误，并且乐于帮助别人。他变得越来越自立了，越来越勇敢了，不再怕黑了。爸爸出差的时候，孩子会跟我说："妈妈不用怕，晚上我保护你，我是家里的小男子汉。"我很欣慰，能看到孩子健康成长是我最大的幸福。抽动已经基本上消失了。

抽动和学习的关系

　　部分孩子抽动与学习压力过大有一定的关系。有的孩子的学习能力相对弱，或者对学习缺乏兴趣和信心，或者感觉作业太多，或者没有养成专心写作业的习惯，或者成绩不理想，心理压力很大，久而久之，出现了抽动。有的孩子抽动与父母过于严厉的教育方式有关。有的父母对孩子学习的要求过高，或者过于在意孩子的学习习惯，或者过于在意孩子的成绩，或者总是急于改变孩子，或者经常对孩子发火，经常训斥和打骂孩子，都有可能引发或加剧孩子抽动。如何应对孩子的学习问题是抽动症康复的重要课题。

　　总体来说，如果孩子出现抽动症状，父母就需要相应降低自己对孩子学习的要求，调节好自己的情绪，对孩子的学习管得少一些。但这不代表父母一点儿也不管孩子的学习了，也不代表父母对孩子的学习没有任何要求，也不代表父母对孩子的学习完全顺其自然。孩子如果遇到了学习困难，难以完成作业，成绩下降过多，就会形成新的压力，对抽动症的康复是不利的。

我的另一本著作《顺应心理，孩子更合作》列出了很多关于学习的理念和方法，包括如何调节父母对待孩子学习的心态和情绪、父母如何帮助孩子的学习、父母如何培养孩子对学习的兴趣和信心、父母如何改变孩子写作业磨蹭的习惯等。只要父母按照书中的建议帮助孩子，孩子的学习就能变得相对轻松愉快些，孩子承受的学习压力就会大大减少，孩子就能正常完成学习任务，有利于抽动症的康复。

有关父母调整心态的内容，请参考我的另一本著作《顺应心理，轻松度过青春期》第四章第一节《放下对成绩的过度执着》。

有关学习理念和学习方法的内容，请参考《顺应心理，孩子更合作》第五章《学习篇：如何帮助孩子的学习》。

有关中学生学习问题的内容，请参考《顺应心理，轻松度过青春期》第四章第二节《如何合理地帮助孩子学习》。

实例：写作业时抽动多怎么办？

一个四年级男孩，平时的抽动动作并不多，写作业时容易着急烦躁，抽动动作就比较多，比如皱鼻子、努嘴等。

孩子写作业一直比较慢，往往会写到深夜 11 点多。这需要实际的解决方法。我建议妈妈陪孩子一起写作业，不是简单地陪伴孩子，而是适当地提示和辅导孩子。在妈妈的帮助之下，孩子就能写得快些了。孩子感觉阅读理解题比较难，我建议妈妈可以适当提示孩子，这样孩子就会觉得轻松些。孩子对写作业感到烦躁时，我建议孩子可以停下来玩一会儿，等心情平静了再写。如果孩子写作业时心里着急,想看电视,我建议妈妈允许孩子写完一科作业后看五分钟电视,这样孩子就不会那么着急了。有时孩子需要默写的内容比较多,孩子心里会着急,我建议孩子不必一次全部默写完,可以分开几次默写,这样能让孩子感到轻松些,孩子就不会那么着急了。此外,默写时妈妈可以适当给予提示,孩子就能觉得轻松些。

有一次,孩子总是背不会古诗文的注释,默写总是不过关,花了很长时间,结果孩子大发脾气。我建议妈妈帮孩子找到快速记忆的方法,平常可以多让孩子听一些有关诗文注释和译文的音频,孩子听熟了就有助于记忆。孩子发脾气的另一个原因是担心自己背不会古诗文注释会影响考试成绩。孩子需要改变这种认知。我告诉孩子,小学阶段的成绩并没有那么重要,尽力就行,考好了自然挺好,考不好也没关系,妈妈也不会批评他。孩子听了,心情变得平静了,背得更顺利了。

孩子遇到不会做的题目时,抽动往往比较多,心情也比较着急,孩子还想花很多时间去钻研,结果导致时间不够用,作业做不完,心情就会更着急。我告诉孩子,其实有不会做的题很正常,以后到了初中、高中,会有更多的题目不会做。不会做也没关系,顺其自然。一个人的能力是有限的,有不会做的题很正常。先坦然接纳这种情况,然后平静地去思考,思路还可能更多。另外,要养成新的学习习惯,对一道题思考五六分钟之后,如果还没有思路,就可以暂时放下,等后面有时间再做。这和考试时的做题习惯是一样的,而且更合理。孩子比较认同我的观点,按照我的建议进行调整,效果不错。

后来有一阵儿,孩子写作业时感到比较烦躁。我和孩子聊过之后才发现原来他在学校里遇到了烦心的事情，他不习惯和妈妈倾诉，总是把心事闷在心里，无法静心写作业。我建议，当孩子放学回家后觉得烦闷时，可以把情绪宣泄出来，可以多和妈妈倾诉，妈妈的回应要以倾听和安慰为主，等孩子的情绪平静下来之后再去写作业，这样的效果更好。后来孩子开始愿意和妈妈说学校的事情了，情绪也变得更加稳定了。

在妈妈的帮助下，孩子完成作业的时间越来越早，对作业也不怎么反感了，孩子变得越来越平静，越来越放松，越来越专心，抽动也明显变少了。

孩子性格的改善

　　部分孩子抽动与性格有关，比如追求完美、过于要强、过于执着、敏感脆弱、容易担忧等。属于这类性格的孩子往往容易出现很多负面情绪，容易患抽动症，也容易患强迫症，所以，性格的调整就显得很重要。另外，有的孩子容易发脾气，如何从多个角度应对和解决这个问题，本章也有详细讨论。

　　本章列出的康复咨询案例比较典型，既包括父母教育方式的转变，也包括孩子性格的改善。

实例：改变教育方式，改变孩子敏感的性格

一个男孩出现了抽动症状，妈妈咨询我之后改变了教育方式，孩子的症状基本上消失了。过了一年多，孩子因为过于追求完美、争强好胜的性格而再次出现抽动症状。妈妈反复向孩子渗透我提出的三种思维，孩子的症状逐渐有所减轻。这个案例包含了与抽动有关的两大常见因素，也就是父母的不合理教育方式和孩子容易紧张焦虑的性格，很有代表性。

以下是孩子妈妈的分享：

儿子 4 岁，最近一直有干咳等症状，被诊断为抽动症。我一听就开始着急了，上网查资料，结果越查就越紧张，越紧张就越焦虑。后来，我向维尼老师咨询。维尼老师告诉我："抽动症是相对轻微的心理问题，一般对生活影响不大，孩子并不是特别难受。在孩子这么小的时候就暴露出家庭教育的问题，父母可以及时做出改变，对孩子的成长其实是一件好事。"这让我感觉放松多了，不再那么担心了。每当孩子干咳的时候，

我都这样想："咳就咳吧，能舒缓压力，慢慢来。"

在后面的咨询中，维尼老师很少谈到抽动症，只是结合生活中具体的小事，发现和解决我在教育孩子过程中存在的问题，让我给予孩子放松快乐的环境，减少孩子的紧张焦虑。

我以前特别纠结孩子的吃饭问题，现在想明白了，尽量不去管他，他想边玩边吃就边玩边吃吧。维尼老师说："先理顺关系，再寻求改变。"

我老公总觉得儿子哭是软弱的表现。维尼老师建议我鼓励孩子宣泄，孩子想哭就哭，不要压抑孩子。后来，孩子遇到不顺心的时候就会大哭，哭完之后，情绪反而很快就变好了。

我以前从来不给孩子买膨化食品，现在不再严格限制孩子了，既然孩子想吃，我就买点儿吧！我原来严格限制孩子玩游戏或看电视，后来改变了认知，不再认为电视、游戏"猛于虎"，约定好看电视或玩游戏的时间之后，执行约定时有弹性。我发现孩子在需求得到满足后会变得很乖，很自觉，也变得更讲道理了。我对孩子的限制变少了，有些事情让孩子自己决定。孩子不再像以前那样干什么事都要请示我，变得放松多了。

我对待孩子的态度也变得好多了。有一次，他啃了一会儿手，因为手上有蜡笔屑，所以我说了他，不过我并不是像以前那样气急败坏地说他，而是温和地告诉他手上有蜡笔屑，不能把手放到嘴巴里。我现在对孩子的要求越来越宽松，以前总是对孩子提各种要求，其实有些要求连我自己都未必能做到。

维尼老师建议我多和幼儿园老师沟通，减轻孩子在幼儿园的压力。这是我以前没有注意到的事情，我和幼儿园老师进行了沟通，我发现这样做对纠正孩子的行为问题很有帮助。以前孩子不知道如何和小朋友玩，经常去推小朋友，或者拍打小朋友。维尼老师建议我多让孩子和小朋友一起玩游戏。慢慢地，孩子开始愿意和小朋友玩了，在玩中学会了如何和小朋友相处，开始学着用语言交流，而不是直接去抢小朋友的玩具了。

最近一段时间，我感觉自己越来越放松了，不再像以前那样关注很多细节了，孩子也变得越来越放松了。我能感觉到焦虑正在慢慢离我而去，孩子的干咳等症状也在慢慢减轻。虽然孩子偶尔还会干咳几声，但是我不再那么关注了。改变需要时间，我的心态也会有所反复，何况孩子呢？

在咨询维尼老师之后，孩子的情况一直很不错。有一段时间，孩子突然出现了干咳、摇头等症状，而且有不断加重的趋势，所以我再次找到维尼老师咨询。

维尼老师和我一起寻找引起孩子不良情绪的原因，我突然想起来，孩子总是争强好胜，事事都想赢，他如果输了，就会哭鼻子。孩子喜欢追求完美，写作业的时候，要把每个字都写得很工整，只要有一点儿出格的地方，他就要擦掉重写。维尼老师判断这次出现抽动是孩子过于追求完美的性格造成的，孩子给自己的压力太大了。

维尼老师建议我平时多给孩子渗透三种思维，经常告诉孩子"输了没什么"，用孩子能听懂、能理解的方式告诉孩子为什么输了没关系，平时多给孩子说起这句话。碰到什么不顺利的事情时，就向孩子渗透"很正常，没什么大不了的"，让这句话成为孩子的口头禅。

维尼老师给我指明了方向，我回家就开始执行。和孩子玩"剪子、包袱、锤"游戏前，我先和孩子爸爸玩，我如果输了就说："输了没什么呀，并不能说明我不行。"我如果赢了就说："赢了也没什么了不起的，并不能说明我有多厉害。"然后示意孩子爸爸也这么说，孩子爸爸就跟着我一起这么说。后来孩子加入进来一起玩，慢慢也跟着学会了，即使输了，也会说："输了没什么大不了的。"

孩子学钢琴不顺利，我就说："刚开始不会弹很正常，没什么呀！我刚开始的时候也不会弹，多练练就会了。"孩子的压力变小了，弹琴时摇头的现象就变少了。

看到动画片里的主人公做错了事，我就对孩子说："你看，他不小心做错事情了，做错事情很正常，改了就行。"以前孩子总是不愿承认自己做错了事情。

他对自己写的字不满意，总想擦掉重写，我就在旁边说："你写得不错啊！不用擦掉。稍微写出格没事的，很正常啊！"我也在旁边写字，故意把其中几个字写得七扭八歪的，孩子要我擦掉重新写，我说："不用擦掉，我好久不写字了，刚开始写不好很正常，没关系，这并不说明我写不好，我多练练就好了。"

讲睡前故事时，孩子总是希望自己在故事里一直赢，我就在故事里也加上"输了没什么"这样的话，慢慢向孩子渗透。

孩子喜欢玩飞行棋，总是千方百计地想赢我。我对他说：

"下这种棋的运气很重要，运气好了就能赢，运气不好就会输，输了没什么，并不说明谁输谁不行。"

我如今也想明白了，问题既然出现了，早出现就比晚出现好，早出现就可以早开始调整纠正。孩子摇头的频率在慢慢降低，经过一个月左右的时间，孩子摇头的情况消失了，又出现了挤眼睛的动作，不过不大频繁。如今孩子和我们玩游戏时不再像以前非要赢了。

两个月后，孩子的症状变得很少了，我一直给孩子渗透"输了没什么"的观念，现在他已经能够坦然接受输赢了，有时候输了，还会有点儿不高兴，但不会像以前那样反应强烈了。如今我每天晚上都和孩子谈心，他会和我谈谈一天的心情，谈谈让他开心、遗憾和生气的事。我趁机向他渗透维尼老师提出的三种思维，效果挺不错，对改善孩子的情绪有帮助，孩子变得更放松了，症状也越来越少了。

改变认知，改变性格，提高心力

改善孩子性格的主要方法是家长慢慢向孩子渗透合理的认知，等孩子形成合理的习惯性思维之后，孩子的性格就会逐渐改变。

有些有关抽动症的文章、书籍提到过如何提高孩子心力的内容。在我看来，所谓提高心力，就是指提高孩子的抗挫折能力，让孩子变得不那么敏感脆弱。家长可以通过帮助孩子形成合理的习惯性思维来提高孩子的心力。

一、渗透三种思维

对于过于追求完美、过于要强、过于执着、敏感脆弱的孩子，家长可以经常向孩子渗透我提出的三种思维，帮助孩子变得淡定从容和放松平静，这是抽动症康复的重要方法。上一节的案例就采用了这种方法。

这三种思维包括以下内容：

（1）坏事变好事。

（2）很正常，没什么。

（3）顺其自然。

当遇到不顺利、不如意的事情时，如果发现坏事也有好的方面，或者经过努力，可以把坏事变成好事，心情自然就会变得放松些。如果发现事情并不像自己想象的那么糟糕，其实很正常，没什么，心情就会变得平静些。不去纠结，接受事实，学会对结果顺其自然，就容易做到坦然面对。经常像这样向孩子渗透上述三种思维，孩子原本紧张焦虑的情绪就会变得淡定平静，对抽动的康复是有利的。

详细内容请参考我的另一本著作《顺应心理，孩子更合作》第二章第二节中的文章《认知疗法应用：学会三种思维，让孩子坦然面对挫折》，以及我的另一本著作《内心的重建》第三章《内心强大的神器：三种思维》。

在给孩子渗透这三种思维之前，父母要深刻理解和熟练掌握这三种思维，最好将其变成习惯性思维。这样一方面可以放松自己的心情，否则父母愤怒、紧张、焦虑的情绪会直接影响到孩子，从而引发孩子抽动；另一方面，父母可以随时想起这三种思维，以便经常向孩子渗透。即使父母不说什么话，父母淡定从容的态度也无声地告诉孩子，这些事情很正常，没什么，顺其自然。

一位住在国外的妈妈在我这里咨询，她问了这样的问题："我经常和孩子渗透这三种思维，孩子也会说'坏事变好事'，但是抽动症状为什么最近变得更严重了？"孩子抽动其实还存在一些客观的原因。疫情期间，孩子居家学习，妈妈总催促孩子写作业，孩子变得很烦躁。以前孩子在学校里基本上把作业写完了，所以不存在这个问题。另外，疫情期间，孩子待在家里的时间比较长，玩游戏的时间也比较长，发生的亲子冲突也比较多，所以孩子的症状比之前严重。

另一方面，虽然妈妈一直在口头上向孩子渗透这三种思维，但是妈妈自己并没有真正领会这三种思维，依然觉得事情很严重，依然很执着，做不到顺其自然。所以，在这样的身教之下，孩子也很难真正领会这三种思维。

有一次，孩子忘记把饭盒从学校带回家了，妈妈担心天气热，饭盒会变臭，非要孩子马上去学校把饭盒拿回来。虽然家离学校很近，但孩子着急玩游戏，不肯立刻去学校。妈妈坚持要孩子马上去，所以孩子变得很烦躁，开始发火。其实孩子不想马上回去拿饭盒是正常的，是可以理解的，晚些去拿有什么关系呢？即使饭盒变臭了，洗洗就行了，没什么大不了的。孩子不想马上去学校，等等也可以，顺其自然。

孩子告诉我他烦躁的原因是妈妈总催他写作业。其实孩子的作业并不多，做作业是孩子自己的事情，无论是早做，还是晚做，做完就行，妈妈不必执着于早做作业，可以顺其自然。

妈妈把某些问题的后果看得过于严重，比如游戏时间超了、睡得晚了、花费多了等等，就会着急。其实这些事情只要不是太过分，或者只是偶尔过分，就没什么大不了的。

如何让孩子坦然应对批评，能够输得起，学会应对压力呢？这些常见问题都可以通过渗透这三种思维来解决。请参考我的另一本著作《顺应心理，孩子更合作》第四章第一节《学会三种思维，坦然面对挫折》。

二、如何做到不太在意别人的评价

有些孩子比较敏感，其中一个重要原因是太在意别人的评价。如何变得有底气，不太在意别人的评价呢？这需要改变认知。我创建了一个方法，就是学会"理直气壮"，"理"直了，"气"就壮了。可以用一些比较有底气的话来劝自己，让自己变得"理直"起来，就能做到不太在意别人的评价了。具体内容请参考我的另一本著作《内心的重建》第十章第六节《如何做到说话办事有底气》。

一个6岁小女孩有抽动症状，她和邻居家妹妹一起玩，两个人拿着一模一样的娃娃。邻居家妹妹说："我的娃娃比你的好看。"女孩受到邻居家妹妹的话的影响，觉得自己的娃娃好像真的没那么好看。其实女孩此时可以不在意邻居家妹妹的评价，可以在心里这样说："你爱怎么说就怎么说，关我什么事儿？你说我的娃娃不好看，我的娃娃就真的不好看了吗？我可以不用管你是怎么想的！（这就是'理直'）"

女孩长得挺好看，但是有时别人会说她是丑八怪，她很难过。此时父母可以教女孩在心里理直气壮地应对："你说我丑，我就变丑了吗？好笑！我才不管你是怎么看我的！"

别的小朋友不愿和女孩一起玩，以前女孩会感到伤心，现在可以在心里理直气壮地说："你愿意和我玩就玩，你不愿意玩就不玩，有什么了不起呢？无所谓。你不想和我玩，我还不想和你玩呢！"

在很多场合都可以使用这种方法。孩子怕同学说自己的衣服不时尚，可以这样和自己说："我爱怎么穿就怎么穿，我不管她们怎么说，我自己喜欢就行。"

上课对老师的提问回答得不理想，怕同学嘲笑，可以这样和自己说："谁能每次都回答得那么好呢？有时没答好很正常，没什么大不了的！"

考试成绩不理想，怕同学嘲笑，可以这样和自己说："考不好就考不好吧，有什么大不了的？我以后好好考就行了，下次谁考得好就不一定了。"

…………

以上的话术仅供参考，父母可以根据孩子的具体情况找到适合的"理直"方法，让孩子不再过于在意别人的评价。

三、看淡事情之间的差别（"不二法门"）

有些孩子之所以敏感，容易出现紧张、焦虑、沮丧、难过等情绪，往往是因为夸大了事情不同结果的差别。

同一件事情会有不同的结果，虽然结果有差别，但是这种差别并没有看起来那么大。这就是所谓的"不二法门"。具体内容请参考我的另一本著作《内心的重建》第七章第七节《领悟不二法门，不再焦虑纠结》。

学生对待中考和高考也可以采取这样的态度。不同的学校的确有差别，但是差别并没有看起来那么大。努力学习，争取考入更好的学校，但是可以对结果顺其自然。适合自己的学校才是好的。

一个 6 岁男孩有抽动症状，他看到其他孩子在吵架，就会特别在意。其实父母可以让男孩看淡这件事，可以这样对孩子说："吵就吵，不吵就不吵，没什么了不起的。"孩子上幼儿园，有时担心自己的表现不够棒，父母可以对孩子这样说："一个人不可能各方面都棒，棒当然好，不棒也没关系，不必太在意，没什么大不了的。"

孩子和父母一起去博物馆，妈妈因为没有核酸检测结果无法进去，孩子不愿意跟着爸爸去，此时可以向孩子渗透这样的想法："可以进博物馆，不进也无所谓，想进就进，不想进就不进，没关系。"

父母先要学会我前文说到的"不二法门"，才能随时向孩子渗透这种想法。比如：先写完作业再去玩挺好，先玩会儿再写作业也行；平时考得好，不错，这次考得不理想也算不上是什么严重的事，以后争取考得好些；字写得好，不错，字写得没那么好看也算不上是什么严重的事；天天洗脸刷牙不错，偶尔不洗不刷也无妨；孩子愿意做家务不错，不愿意做家务也算不上是什么严重的事，以后多找机会做；孩子按时入睡不错，偶尔晚睡也没什么大不了的。

因为事情的不同结果的差别不像想象中那么大，所以可以顺其自然。

从某种角度来说，"不二法门"和我提出的三种思维是相通的。

四、如何面对担忧的情绪

有些孩子爱担忧，容易出现害怕、紧张、焦虑等情绪，长此以往，既有可能导致抽动，也有可能导致强迫。

一个初二男孩从小就担心眼睛失明，看到小说断胳膊、断腿的情节也会担心，怕自己会有残疾。后来孩子出现了一些仪式性动作，会捂住右眼，点几次头。早上起来穿衣服也有固定的方式，感觉只有这么做了，才觉得安心。孩子经常担心害怕，为了宣泄这种情绪，会忍不住喊叫，还经常用力眨眼睛。

我提出以下两种思维模式，可以有效缓解担忧的情绪。

第一种思维：一般没问题，实在有问题就听天由命。面对有可能出现严重后果的事情时，可以这样安慰自己："一般是没问题的，如果确实有问题就听天由命。"不否认事情有可能出现比较严重的后果，但是把注意力放在"一般是没问题的"上，这样心情就会变得放松些。"如果确实有问题就听天由命"也是大家容易接受、认可的想法。看到孩子没有按时回家，父母往往会担心孩子是否出事了，这时可以这样安慰自己："一般是没问题的，如果确实有问题就听天由命。"这样就能变得安心多了。乘飞机时，遇到气流开始颠簸，往往会担心是否出现事故，也可以这样告诉自己："一般是没问题的，如果确实有问题就听天由命。"这样一来，担忧的情绪往往就可以得到缓解。

有个初中女孩总是担心出现各种问题。比如：理发时，担心感染艾滋病；外出时，担心发生交通事故；生了小病，就担心会不会演变成重病；等等。女孩担心的事情太多，总觉得不安心，后来出现强迫症状，经常做一些仪式性动作，做了才觉得安心。女孩常常紧张焦虑，抽动症状也比较明显。我向她详细解释了"一般是没问题的，如果确实有问题就听天由命"的含义，建议她担忧时这样安慰自己，女孩取得了立竿见影的效果。

第二种思维："车到山前必有路"，到时候再说。有的孩子想得过于长远，尽管事情并没有发生，仍然经常担心，还会设想出多种不好的结果，让自己忧虑不已。孩子这样想的确有一定的道理。对于某些事，的确需要适当准备和预见。但是，未来有太多的可能，孩子担心的一些事情并不一定会发生，或者即使发生了，正常应对也来得及，没有必要过早或过多忧虑，那样只会徒增烦恼。所以，可以这样告诉自己："车到山前必有路。"也可以说："兵来将挡，水来土掩。"也可以简单地说："到时候再说。"利用这种习惯性思维可以有效减少忧虑。

有关如何减少担忧和忧虑的详细内容请参考我的另一本著作《内心的重建》第九章第七节《如何减少不必要的忧虑》。

需要注意的是，孩子的年龄越大，不合理的习惯性思维就可能越根深蒂固，会在多个方面或多个小细节处有所体现，就可能需要花更长的时间来进行改变。孩子越小，改变就越容易，所以，孩子越早出现抽动症状，越早进行改变越好。

负面情绪管理

负面情绪管理的长远之道在于改善孩子的性格，可以通过渗透上一节讲述的合理思维模式来实现。

不过，孩子总是难免会出现某些情绪问题，所以如何应对孩子的负面情绪，比如担忧、紧张、急躁、烦躁、焦虑等，是父母需要面对的课题。具体内容请参考我的另一本著作《顺应心理，孩子更合作》第四章第二节《如何帮孩子学会管理情绪》。

简单说来，当孩子的情绪不好的时候，父母不必较真，不用总给孩子讲道理，可以暂时顺应孩子的要求。总的原则是先处理情绪，再处理事情。父母可以先倾听孩子诉说，顺着孩子的话说，帮助孩子宣泄情绪，等孩子的情绪平静下来了，再给孩子建议。如果孩子的情绪比较糟糕，暂时不想和父母沟通，父母可以先冷处理，不去和孩子说些什么，也可以让孩子转移注意力，比如，玩一会儿，出去转一转，运动一下，看一会儿电视或手机，等等，这样孩子的情绪就会逐渐平静下来。

如果孩子的情绪是由某些事情引起的，就可能需要父母的适当帮助。假如孩子因为找不到东西而着急，父母可以先和孩子一起找找，这样孩子就会感觉安心些，就不会那么急躁了。等孩子的情绪平静下来以后，父母再逐渐向孩子渗透这样的观念："东西没长腿，跑不了，越着急反而越不容易找到，如果不去找的话，说不定哪一天这个东西就忽然出现了。"这样孩子以后就有可能不会那么着急了。

孩子如果觉得作业比较难或者比较多，就有可能变得烦躁。父母可以适当帮助孩子解决学习中的难题，这样孩子就会逐渐平静下来。有时兄弟姐妹之间会发生冲突，会让孩子的情绪变差，父母可以适时介入，帮助处理矛盾。

如何改善孩子的脾气

部分患抽动症的孩子容易烦躁或生气，具体表现是脾气大，生气又有可能进一步引发抽动。所以，父母要帮助孩子保持平和的情绪，尽量少生气。

一、为什么患抽动症之后，有的孩子的脾气会变差?

有的孩子患抽动症之后，脾气会变差，这可能有多种原因。

第一种原因是孩子敢于发脾气了。孩子为什么会抽动呢? 往往是因为父母以往对孩子过度压抑，或者过于严格，或者过于严厉，孩子不敢发脾气，结果积累了太多的情绪，无处宣泄，所以通过抽动来缓解情绪，让自己不再那么难受和痛苦。孩子被确诊患抽动症之后，父母往往会降低对孩子的要求，不再像以前那样严格或严厉了，孩子就敢于宣泄情绪了，所以看起来脾气比较大。这也算是一件好事，孩子把情绪发泄出来，就不会感觉那么难受了，对减少抽动症状也有帮助。

另一方面，孩子抽动有可能与性格有关。孩子如果对自己的要求太高，或者过于敏感脆弱，就容易引发抽动。这类孩子的情绪波动往往比较大，父母一旦不再压抑孩子，孩子的脾气就可能比一般孩子的脾气大。

一个初三女孩，小时候很乖，也很听话。在初一时，女孩努力学习，信心满满，干劲十足，成绩很不错。到了初二，女孩突然爆发抽动，肩膀和头部都抽动得很厉害，上课的时候也是如此。父母带着她到各地医院看病。后来女孩又开始发声，声音类似海豚音，所以不得不休学。在患抽动症之前，女孩的脾气挺好的，基本上没发过脾气，但是生病之后，脾气变得很大。父母和她商量事情时，她往往不同意，如果父母再多说几句，她就开始砸东西，怎么也不肯配合。过了几个月，症状一直没有得到缓解，总是因为一些小事就发脾气，孩子仿佛从天使变成了魔鬼。

为什么孩子的脾气变化这么大？是因为得了抽动症吗？其实并非如此。

这位妈妈进行了反思，意识到自己的家庭教育方式存在很多问题，比如，自己比较强势，经常指责孩子，经常对孩子唠叨，在孩子小时候还打骂过孩子，总是压抑孩子，等等。在小学时，女孩面对强势的妈妈，虽然会感到难过和烦躁，但忘得很快；到了初一，女孩虽然很生气，但是不敢反抗妈妈，只好忍耐；到了初二，女孩感到难以忍耐，就开始反抗妈妈，开始对妈妈大发脾气；孩子得了抽动症之后，妈妈不得不降低对女儿的要求，女儿就更敢于反抗了。如今妈妈很认同顺应心理的教育理念，也改变了很多，但要想彻底改变，还需要一段时间，有时难免做得不得当，还会惹孩子生气或发脾气。

二、孩子发脾气的常见原因及应对方法

孩子发脾气的原因比较多，父母需要学会系统的应对方法，详细内容请参考我的另一本著作《顺应心理，孩子更合作》第四章第二节中的文章《孩子发脾气怎么办？》。

该如何应对孩子的脾气呢？简单来说，首先，父母要学会理解和接纳孩子，要明白孩子发脾气往往是有原因的，是不由自主的，有时并不是因为孩子任性，而是因为父母的做法不当，所以父母不要责怪孩子，先找找自己的原因。

其次，父母要允许孩子适当发脾气，鼓励孩子把情绪宣泄出来，宣泄出来比憋在体内作乱要好得多。如果孩子烦躁、愤怒、郁闷的情绪在心里积累多了，就容易引发抽动。对于出现抽动症状的孩子来说，父母允许和鼓励孩子宣泄情绪显得尤其重要，孩子一旦把情绪宣泄出来，就能很快恢复平静，有助于减少抽动症状。一位妈妈说："我鼓励女儿想哭就哭出来，想说就全部说出来，后来女儿的动作明显变少了。"

最后，孩子发脾气时，父母可以冷处理，可以哄哄孩子，也可以引导孩子转移注意力，比如出去转转、看看电视或手机等，帮助孩子慢慢恢复平静。当然，根本的解决方法是找到孩子生气的原因，再想办法改善，孩子的情绪就会变得平静，有助于抽动症的康复。

实例：改善了家庭教育方式，孩子的脾气变好了

下面通过两个案例来讲述如何通过改变家庭教育方式来改善孩子的脾气。

一个三年级的女孩有抽动症状，她在学校里是一个安静的好学生，但是经常在家里冲妈妈发脾气。通过了解孩子发脾气的情况，我发现妈妈存在一些问题，比如，有些较真，非要和孩子讲道理，总想让孩子认错，等等，总会让孩子大发脾气。我建议妈妈可以经常默念"很正常，没什么"，只要把事情看淡了，觉得没什么大不了的，就不会那么较真了。妈妈再把新的思维渗透给孩子，如果孩子也觉得很多事情"很正常，没什么"，那么孩子的脾气就能变好。此外，妈妈不要总是急于纠正和改变孩子，先接纳孩子目前的样子。如果妈妈越急于纠正孩子，孩子往往就越倔强。如果妈妈不急于纠正孩子，孩子往往就会和缓下来，反而变得好商量，脾气也会变得好些。

一个初二男孩，几年前出现用力眨眼等抽动症状，如今症状大爆发，肢体抽动比较严重。孩子在家时脾气非常暴躁，经常因为一些小事大吵大闹，还摔东西。孩子在学校里脾气不错，乐于助人，积极参加学校开展的活动，与同学相处得比较融洽。

父母对孩子要求过高，很少表扬孩子，特别是爸爸对孩子的要求非常高，喜欢拿孩子和别家孩子做对比，总觉得自己的孩子不够好，经常用言语打击孩子，特别喜欢说教。孩子总感觉爸爸在讽刺自己。

妈妈说孩子在放假期间的症状更严重，特别是情绪方面，孩子经常生气，家长的一句关心的话也能让孩子发脾气。上学期间孩子

的情绪会有所好转，孩子会和家长沟通在学校的情况。

我分析孩子发脾气的原因与父母的教育方式有关。虽然爸爸的教育方式存在很大的问题，但是爸爸在家的时间比较少，妈妈和孩子相处的时间更多。所以，妈妈需要先做出改变。

第一次咨询时，我和妈妈探讨了孩子发脾气的具体情况，我发现妈妈的做法有不合理的地方。

孩子在家里很少做家务，妈妈认为他的自理能力非常差，经常训他，经常催他，所以孩子经常发脾气。在我看来，到了中学，学习任务重，孩子往往没有多少时间干家务，家务做得少很正常，寒暑假时间比较充裕，可以多做家务。所以，妈妈不必在意孩子很少做家务的问题，可以提醒他做一点儿家务，孩子有时间就做，没时间就算了，这样孩子就不会因此发脾气了。

孩子以前玩手机时，即使到了约定时间，也不愿马上停下来，妈妈认为他说话不算数，就会训他，他就会因此发脾气。其实孩子玩手机难免会延长时间，这很正常。很多成人也很难抗拒手机的诱惑。所以，妈妈要理解孩子，要明白他玩手机延长时间是正常现象，不要训斥他说话不算数。妈妈虽然和孩子事先约定好了玩手机的时间，但是可以有弹性地执行约定，允许他适当延长玩手机的时间，甚至允许他多次延长时间。在此期间，妈妈要平静温和地提醒孩子。孩子一般延长三五次之后就会放下手机了。即使他仍然在玩，这时妈妈要求停下来，他自知理亏，是不会发脾气的。妈妈按照我说的做了，孩子发脾气的现象就明显变少了。

以前妈妈不允许孩子在周末睡懒觉。其实孩子辛苦学习了一周，周末补补觉很正常。妈妈要怀着怜惜孩子的心情，让他多睡一会儿。如果没什么急事，还可以让他睡到自然醒。如果孩子周末有课需要早起，那么妈妈可以采用多次唤醒的方法，每隔一二十分钟就温和地唤醒孩子一次，目的不是让他马上起床，而是让他醒一下接着睡，他睡了几个舒服的回笼觉之后，起床就变得容易了。孩子本来就很困，妈妈却着急叫他起床，他就容易发脾气。

以前每天早上孩子起床后，妈妈总是要求他马上刷牙洗脸，有时他不愿意这么做，如果妈妈说多了，他就容易发脾气。每个孩子的情况是不一样的，有的孩子不愿意一起床就刷牙洗脸，这很难改变，妈妈可以适当提醒，如果孩子不愿意做就算了，没什么大不了的，晚一会儿再去做也可以。孩子如果因此发脾气，带着糟糕的心情上学，就可能对抽动的康复不利。

妈妈总想让孩子尽快写完作业，所以会不断催促他。其实他无论早晚都会完成作业的，妈妈不必那么着急，可以让他自己安排时间。孩子如果没有受到妈妈的干扰，就会比较愉快，也许就会更快地完成作业。如果妈妈不断催促孩子，孩子就容易变得烦躁，结果写作业反而会更慢。

每当妈妈让孩子做一件事时，他即使当时没忙什么事，也会说一句："等一下。"妈妈总觉得他磨蹭，所以就会变得很生气，这又会导致他发脾气。其实他这样说没什么，妈妈可以耐心地等一下。如果妈妈能够平静地对待孩子，他就不会经常发脾气了。

以前妈妈总是希望孩子养成好习惯，不希望他磨蹭，还担心他吃不了苦，甚至担心他将来能否顺利就业。其实妈妈的担心往往是没有必要的。有的孩子在家里经常睡懒觉，不怎么收拾自己的房间，但在学校里还是能够吃苦的，能积极打扫班级卫生。只要孩子心理健康，能够在家里得到幸福，而且希望向好的方向发展，将来的工作就会比较顺利。

以前妈妈总是对孩子说教，总想改变孩子，这容易让孩子感到烦躁。妈妈应该学会闭上嘴，先倾听，即使想改变孩子，也要先顺着孩子的话说，先理解和肯定孩子，再提出建议。到了青春期，孩子的很多问题往往难以马上改变，妈妈唠叨多了，不但没有效果，还会让孩子发脾气。相关内容请参考我的另一本著作《顺应心理，轻松度过青春期》第三章第十一节《学会闭嘴》。

总而言之，妈妈把很多事情的后果想得过于严重了，夸大了事情造成的影响，所以变得过于执着。其实很多事情很正常，没什么，妈妈不必在意。尤其在中学期间，孩子的学习压力很大，如果妈妈管得多了，孩子就容易发脾气。

孩子胆小怕黑，以前妈妈强行分床睡，孩子睡不好，又出现了抽动，还有起床气。我建议最近孩子最好继续和父母一起睡。后来孩子在父母房间里打地铺睡，这样孩子的睡眠就好多了，起床气也有所缓解。以前爸爸总怕孩子形成依赖心理，其实孩子的害怕心理不是那么容易克服的，可以给孩子时间，让孩子逐步适应分床睡。

孩子有一个妹妹，妹妹3岁了，他不是很喜欢妹妹。妈妈以前总要求他让着妹妹，说哥哥不让妹妹是不对的。只要兄妹争吵，妈妈就说是哥哥的错。但是孩子不这样想，他认为哥哥凭什么要让着妹妹，他觉得妹妹很霸道，所以每次妈妈一训他，他就会发脾气。其实孩子的想法是有一定道理的。妈妈可以换种说法，哥哥不用总让着妹妹，也可以不让妹妹，但是哥哥让着妹妹就显得哥哥比较大度懂事，妹妹比较霸道任性。这样一来，孩子就容易接受了。

以前妈妈认为合理饮食、坚持运动锻炼、服用中药等措施对抽动症的治疗特别重要，于是总要求孩子照做，但是他并不情愿，也不高兴，还会感到烦躁，甚至会发脾气。其实负面情绪对抽动症产生的影响往往比较大，如果勉强让孩子照做，就容易让孩子的情绪变差，往往得不偿失。妈妈可以适当劝劝孩子，如果他不愿意照做，妈妈就不必勉强。

经过两次咨询，对于生活中的常见问题，妈妈不再那么执着了，孩子的脾气也变得好多了，在之后的两周内，孩子只发过一次脾气，那是因为妈妈对他玩手机时间长有些微词。

妈妈不再因为孩子做作业拖拉而啰唆，他能够自觉完成作业，还主动要求上辅导班。以前周末妈妈想带他出去玩，想让他锻炼身体，他不愿意去，还发生过亲子冲突。现在妈妈允许孩子和同学一起出去玩，或者一起打球，他很高兴，还成功减肥了。平时父母想带孩子一起出去玩，会征求孩子的意见，如果他不愿意去的话，父母就不再勉强，顺其自然。以前妈妈对孩子有很多不满，经常批评孩子，态度也比较强硬，如今批评得少了，改为劝说孩子，态度也变得比较温柔。

孩子以前说在家里感到压抑，很烦父母，如今和父母的关系变好了，不再感到压抑了。有时妈妈的脸色不好，孩子看到了，就会主动和妈妈缓和关系，这样的情况在以前是不可能出现的。孩子玩手机时妈妈过来看一下，孩子不会像以前那样反感了。以前从周一到周五，妈妈会把手机藏起来，孩子总能找得到，如今妈妈不再藏手机了，孩子并没有多玩手机。以前孩子会说谎，其实是因为怕妈妈批评自己，限制自己。妈妈现在学会顺应孩子的心理，孩子现在就不再说谎了，因为没有说谎的必要了。

妈妈不再管那些小事了，在很多事情上不再勉强孩子，孩子的情绪好多了，很少发脾气了，抽动动作明显变少了。

后来，孩子停药三个星期，抽动症状并没有反复，情绪越来越好了，抽动动作也越来越少了。

过了几个月，孩子更愿意和妈妈沟通了，经常和妈妈谈论学校里的事情。父母不再对孩子啰唆，不再管那么多了，孩子感觉很自由，也喜欢待在家里，抽动现象基本上消失了。后来因为期中考试不理想，孩子又出现了抽动症状。妈妈继续平和地与孩子相处，孩子又逐渐恢复了正常。

这个孩子的性格没什么大问题，不过于执着，不追求完美，所以咨询时我没有尝试去改变孩子，仅仅通过改变父母的教育方式就帮助孩子康复了。

三、改变认知，改善脾气

有的儿童患抽动症与自身敏感脆弱的性格有关。这类孩子容易出现着急、烦躁、沮丧的情绪，也容易发脾气。想要改善孩子的脾气，可以向孩子渗透三种思维：坏事变好事；很正常，没什么；顺其自然。

有的孩子爱追求完美，题目做不出来就会很生气。家长可以在孩子平静的时候向孩子渗透新的认知，告诉孩子："题目做不出来很正常，没什么，随着年级的升高，难度会越来越高，肯定会遇到做不出来的题目。"家长在平时多对孩子讲这几句话，孩子一旦接受了，就可以在题目做不出来的时候顺口说出这几句话，就能逐渐形成新的习惯性思维，即使题目做不出来，孩子也能淡定应对。

有时网络信号不好，视频播放有些卡顿，有的孩子就会变得很着急，甚至会去拍平板。父母可以在平时这样告诉孩子："网络信号不好没关系，可以玩点儿别的，等过一会儿就不卡顿了，这很正常，没什么大不了的。"父母可以多向孩子渗透这三种思维，逐渐就会有效果。

考试成绩不理想时，有的孩子也会发脾气，父母可以向孩子渗透这三种思维，这样告诉孩子："考得不好也是好事，能够帮助我们发现自身的问题；考得不好很正常，没什么，谁能一直考得好呢？平时的小考又不是中考、高考，没什么大不了的；顺其自然，过去的就过去了，以后我们重新开始。"

四、这么做，孩子的脾气不那么大了

一个四年级男孩在我这里咨询，孩子有扭脖子、挤眼睛、清嗓

子等抽动症状。在我这里咨询之后，孩子的抽动症状有了比较大的好转。不过，目前孩子的脾气还是有些大。

我和妈妈探讨了孩子几次发火的情形，发现其中既有妈妈处理不当的原因，也有孩子性格的原因。

放学的路上，孩子想买面包或奶茶，妈妈认为他如果吃了这些东西，在晚饭时就有可能不好好吃饭，所以会拒绝他的要求，他因此会发脾气。妈妈的担心是有一定道理的。不过，孩子放学之后肚子饿，想买个面包吃很正常。如果妈妈不愿给他买面包，他肚子饿，往往就会发脾气。孩子又饿又生气，就容易影响健康，该如何处理呢？

妈妈可以"先说好，再说不"，也就是先适当满足孩子的要求，可以少买些，这样对晚饭影响不大，同时和孩子约定好规则，约好一周可以买一两次，这样的约定孩子容易接受。如果孩子有一天强烈要求多买一些，妈妈就可以满足他，再让他体验吃多了面包，晚饭确实吃得少的结果。如果孩子下次还要求多买，妈妈就可以提醒他吃多了面包会影响晚饭。虽然约好的规则是一周买一两次，但有时孩子还想多买几次，妈妈可以适当满足他，不过要强调规则还是一周买一两次。这样一来，妈妈和孩子基本上不会因此而发生矛盾冲突，孩子也不会因此而生气，还能逐渐形成规则意识。

孩子有时比较着急。当妈妈没有听懂或听清楚孩子的话时，或者妈妈没有马上按照他的要求做时，他就会比较着急，甚至会很凶地对待妈妈。孩子性子急和妈妈的性格有一定关系。孩子做事磨蹭，或者没有按照妈妈的要求做时，妈妈同样比较着急。要想解决这个问题，一方面妈妈需要改变自己的心态，要经常默念"很正常，没什么"，这样和孩子相处时就会变得淡定些；另一方面，妈妈可以在事后对孩子说："妈妈没听懂或没听清你说的话，是不是很正常呢？妈妈没有马上去做，即便耽误了一点儿时间，是不是没什么大不了的呢？晚点儿就晚点儿吧。"经常像这样向孩子渗透这三种思维，孩子就不会那么着急了。

五、如何改变孩子的脾气和性格？

一个 5 岁男孩，性格比较敏感，经常把父母随便说的一句话记在心上，喜欢追求完美（这是孩子性格方面的原因）。平时对孩子的教育主要由妈妈来负责，妈妈的脾气比较急躁，爱发脾气，爸爸的脾气也急躁，孩子受父母的影响，也容易着急。妈妈曾经因为孩子学小提琴的事情打骂过他（这是家庭教育方面的原因）。后来孩子的眼睛总在眨，脖子也在动，还出现了清嗓子、动鼻子的症状，被医院诊断为抽动症。妈妈当时感到很内疚自责，后来读了我的著作《顺应心理，孩子更合作》之后，慢慢调整自己，向孩子认了错，让他发泄心中的不满。妈妈以前一看到孩子哭就觉得很烦，总是压抑他，不允许他哭，他只好憋在心里。如今孩子的脾气很大，很倔强，动不动就发火，经常和父母对着干。这是家庭教育方式由压抑转为宽松之后自然发生的变化。

（一）妈妈先要调整好自己的情绪

在咨询之初，妈妈经常焦虑，总会不由自主地想起很多负面悲观的事情。这是因为一个人处在负面的情绪中，对负面的事情更敏感。一方面，妈妈的情绪会直接影响孩子；另一方面，负面的情绪会让妈妈在与孩子的相处中变得不够理性。所以，妈妈需要先调整好自己的情绪。

孩子的抽动症状并不严重，比较容易康复。孩子还小，早出现症状，父母就能早发现问题，早解决问题，也就是说，坏事也有好的一面。这件事如果促成了孩子和父母的改变，就如同清除了孩子成长过程中的"地雷"，也算是一件好事。妈妈改变了认知，情绪也变好些了。

另外，妈妈如果总是忍不住去想一些负面悲观的事情，就可以做一些能转移注意力的事，比如散步、逛商场、聊天等，以此来调整情绪。

（二）改变孩子敏感脆弱的性格

孩子的性格敏感脆弱，情绪反应往往比较强烈，孩子总会记住一些让自己伤心的事情或让自己难过的话。孩子说，一旦听到了这样的话，就彻底记住了，自己想忘也忘不掉。要想解决这样的问题，妈妈可以向孩子渗透这三种思维。孩子如果认为坏事可以变成好事，或者觉得坏事的发生很正常，没什么，可以顺其自然，就有可能不再对坏事过于在意了，事后也容易淡忘。

在向孩子渗透这三种思维之前，妈妈需要掌握和运用这三种思维，最好把这三种思维变成自己的习惯性思维，这样就可以随时向孩子渗透了。以前妈妈会放大某些事情的影响，会因此而着急。孩子看动画片时，妈妈会担心看动画片影响孩子的视力。其实只要看动画片的时间不是太长，对视力的影响就不是很大。孩子不喜欢午睡，妈妈认为孩子不午睡的后果很严重。其实每个孩子的情况并不一样，有的孩子精力旺盛，不睡午觉也没关系，妈妈可以引导一下，孩子睡不睡顺其自然。

妈妈学会运用这三种思维之后，可以结合生活中遇到的事情向孩子渗透。孩子以前遇到不顺利的事情时，容易出现紧张、害怕、着急的情绪。妈妈结合这些事情向孩子渗透这三种思维，就抓住了改变孩子性格的时机。

以下是这位妈妈的分享：

早上，孩子在平板电脑上找不到下载的游戏，变得很生气，开始发脾气，扔东西。我说等姐姐回来给他下载，他说他等不及姐姐回来，急得又喊又叫。我先认同他的感受，对他说："我知道你找不到下载的游戏很难过，要是换成我，我也会难过。"他一听就哭了，我一边抱着他，一边安慰他。等他的情绪平静下来了，我对他说："我知道你很生气，不过以后你生气时不要扔东西，好不好？"他说"知道了"，就开心地去吃早饭了。过了一会儿，我又找机会对他说："找不到就找不到吧（顺其自然），没什么了不起的（很正常，没什么），等姐姐回来再找。"孩子点点头，好像听进去了。

中午，孩子和爸爸闹着玩，孩子没有占上风，气得扯着嗓子直喊。我让他别闹，他不听，我感觉他在那一刻对什么话都听不进去，所以没有再多说什么。后来我按照维尼老师的建议，和孩子玩比输赢的游戏（具体内容请参考《顺应心理，孩子更合作》第四章第一节中的文章《如何让孩子能够输得起》），反复向孩子渗透"输赢很正常，没什么"的思维，等过几天看看效果。

按照维尼老师的建议，孩子发脾气时，我要先鼓励他把情绪宣泄出来，再哄哄他，也可以转移他的注意力，让他看会儿电视或玩会儿手机。孩子因为不如意而发脾气时，我告诉孩子，那些不如意很正常，没什么。他当时不愿意听，我就等他平静下来了再劝他。

（三）孩子任性倔强怎么办？

以下是一位妈妈的分享：

回想以前，我对儿子过于严厉，经常对他大吼大叫，还打骂过他。如今我和他好好说话，他还是不听，总是威胁我。比如：要是我不让他出去玩，他就不吃饭，也不睡觉；要是我不让他看电视，他就不穿衣服。孩子说他其实是跟我学的，我以前总说如果他不练琴，我就不让他出去玩。

孩子如今很任性，总是大吼大叫，一不顺心就趴在地上闹，让大家很疲惫。

维尼老师告诉我，如今孩子之所以有上述表现，是因为以前受到了太多的压抑，现在开始释放以往所受的压抑。在抽动症的康复过程中，孩子有时会任性，有时会发脾气，这说明他不再压抑自己了，对抽动症的好转是有利的。

我现在一直让他发泄情绪，然后等他恢复平静。他发完脾气，动作的确少了很多。他发泄情绪的时候鼻子会动，等平静之后就很少动鼻子了。我真的很后悔，如果我以前没有压抑他的情绪，也许孩子就不会出现抽动了。

（四）渗透三种思维有效果

以下是我和这位妈妈几次交流的内容：

妈妈：这几天我向孩子渗透了维尼老师提出的三种思维，效果挺好的，孩子已经能够做到坦然面对游戏的输赢了，不再像以前那样情绪化了。即使玩具坏了，孩子也不会哭泣了。这几天孩子的抽动症状越来越少了，但我很担心症状会反复。

维尼：孩子的症状会反复是正常的。只要父母改变教育方式，慢慢改变孩子的性格，孩子最终就会康复的。

妈妈：孩子现在特别黏我，总怕和我分开。

维尼：孩子黏妈妈很正常，也是好事，说明你们现在的关系好转了。

妈妈：孩子和爸爸今天闹了一场，爸爸的处理方式有问题。以前爸爸总埋怨我把孩子惯坏了，他一这样说，我就会很凶地对待孩子。如今我不再这样凶了，我在孩子平静下来时又和他聊了聊。后来他又去找爸爸玩，两个人玩得挺好。

妈妈：过了一周，有一次，孩子没有好好吃饭，我对孩子的态度不好。他很生气，说我变成另一个妈妈了。

维尼：孩子吃饭的问题没那么重要，别那么在意。

妈妈：孩子脾虚，中医让我调理好孩子的脾胃。孩子以前只爱吃肉，我总是发愁孩子偏食。

维尼：不良情绪对孩子造成的影响往往比一顿饭产生的影响大。如果为了一顿饭而让孩子生气，就有些得不偿失。适当劝劝孩子不要只吃肉，这样就可以了。

妈妈：我以前过于在意医生的话了。我需要慢慢调整自己的想法，现在一时还转不过弯来。

妈妈：过了一周，昨天中午我用电脑整理资料，孩子跑过来乱按我的鼠标，我只好重新整理，忍不住对他发了脾气。过了一会儿，他又跑过来捣乱，我只好又重新整理，我又对他发火了。晚上我向孩子道歉，没想到他居然说："妈妈，你应该说'碰就碰了，没什么，我再整理一次就行了！'"我有些惊讶，好像醒悟了，孩子不大懂电脑的操作，他过来捣乱只是出于好玩，我应该理解孩子的举动，没什么大不了的，何必对孩子发脾气呢？

这段时间孩子的脾气真的变好了很多，昨天我对他发脾气，他并没有生气。

改变的过程并不是一帆风顺的，妈妈的情绪、孩子的情绪都会反复，不过总体上是朝好的方向发展，孩子的抽动基本上消失了。

六、解决学习问题，改善脾气

这是我几年前做的一次咨询。我很少和妈妈探讨孩子的抽动症状，只是建议妈妈改变教育方式，帮助孩子解决了写作业时遇到的一些问题，指导妈妈学会合理应对孩子的火气，向孩子渗透我提出的三种思维，让孩子的脾气得到了改善，孩子的抽动症状便好转了很多。

一个三年级男孩，5岁时开始出现抽动动作，最初只是用力眨眼睛，后来生了一次病，几天后症状大爆发（身体不舒服会引发抽动症状），出现发声和多种动作。这些症状一直持续到现在，只是出现的频率有所降低，目前主要症状是小鸟叫式发声、扭脖子和用力眨眼等。

孩子比较内向胆小，喜欢追求完美，没有耐心。在三年级上学期的时候，妈妈亲自辅导孩子学习，他的学习进步很大。寒假时症状又一次爆发，开学后孩子写作业比较困难，拖拉，字迹潦草，到如今他甚至不愿写作业了。为什么会这样呢？是因为妈妈以前对孩子要求太高，限制太多，经常逼迫他写作业，周末有时一直从下午两点写到晚上十点，他没有玩的时间。如果孩子写得不好，妈妈就会要求他擦掉或撕了重写。妈妈在辅导过程中经常对孩子发火，经常吼叫，经常训斥他。虽然当时孩子的学习进步挺大，但是他对写作业变得很厌恶。

妈妈以前对孩子限制太多，不允许他看电视，也不允许他吃零食，一看见他磨蹭就变得很急躁，就会骂他，打他。妈妈读了我的书之后，在情绪控制方面有进步，减少了对孩子的限制，但他的抽动症状依然明显，仍然不想写作业。孩子经常烦躁，容易发怒，脾气很大，生气时会骂人，会破坏东西，还会自己打自己，还会说不想活了。在愤怒或害怕的情况下，孩子会用头撞墙。

孩子的抽动为什么会持续数年？除了与孩子的性格有关之外，还与父母不当的教育方式有关。

（一）一招解决学习问题

目前孩子有厌学情绪，对写作业很抵触。孩子出现了抽动症状，家长需要适当降低对孩子学习的要求，但是这并不代表家长要对孩子的学习完全放手。孩子如果没有完成作业，就会担心受到老师的批评，就容易出现紧张和焦虑的情绪。如果孩子的学习成绩不理想，孩子就会有学习压力。孩子在学习上需要家长适当的帮助。

妈妈辅导孩子学习时难以控制自己的情绪，孩子对妈妈辅导学习很抵触，我建议请一位心态好、有经验的大学生哥哥上门辅导。这个方法很简单，对这个孩子起到了立竿见影的效果。大学生哥哥的态度比较好，孩子的心情也比较好。有了大学生哥哥的帮助，孩子写作业时不再拖拉了，基本上能够心情平静地完成作业。这样一来，孩子慢慢感到写作业并不是那么痛苦，甚至比较轻松愉快，对作业的厌恶感逐渐消失，也体会到了早写完作业的乐趣，产生了学习兴趣，这为以后自主写作业奠定了不错的基础。期中考试之前，妈妈想帮助孩子复习，以便提高成绩，增强自信，我依然建议由大学生哥哥来辅导。

以前妈妈曾咨询过其他专家，有的专家建议，孩子不写作业，妈妈不要管，让老师批评孩子。如果孩子平时完成作业比较顺利，只是偶尔不写作业，那么这个建议是可行的。但是这个孩子已经严重厌学，不愿写作业，又害怕老师批评，甚至会用头撞墙，所以这个建议不适合他。妈妈以前已经对孩子放手，但孩子作业的完成情况越来越差。现在请一位大学生哥哥每天陪伴孩子两个小时，孩子能基本上完成作业，而且学习的压力变小了，亲子冲突减少了，孩子的情绪也好转了。孩子还有不少时间和小朋友玩，孩子感到开心多了。这为孩子的情绪管理奠定了良好的基础。

（二）情绪管理

1. 鼓励宣泄

孩子以前不敢发脾气，现在动不动就发脾气，大喊大叫。虽然孩子现在的这种情况需要改变，但这说明孩子变得不那么压抑自己，敢于表达自己的心声了，敢于说出自己的想法了。孩子这样发泄之后，情绪很快就变好了。所以，发脾气也有好的一面。

有一次，孩子在学校不小心碰了一下同学，那个同学就打他，他很生气，回家后和妈妈说了很久。我建议妈妈先理解孩子，顺着他的话说，鼓励他把情绪宣泄出来。妈妈给了孩子一个枕头，他把枕头当作那个同学打了一顿，继续把情绪宣泄出来，他感觉好多了。如果妈妈像以前那样先批评孩子，再劝他大度，他的情绪就难以得到宣泄。

有一次，孩子和小朋友们玩扔沙包的游戏，孩子扔得不够准，心里很生气。我建议妈妈先理解和接纳孩子的情绪，顺着孩子的情绪说，等孩子的情绪平静下来以后，再和孩子沟通交流。妈妈照做了，孩子的情绪很快就平静下来了。

2. 改变妈妈的应对方式，改变孩子的认知

妈妈以前以为孩子之所以发脾气，是因为孩子没耐心，没自信，所以总告诉孩子要有耐心，但是效果不好。如何让孩子的脾气真正得到改善呢？可以向孩子渗透我提出的三种思维。

孩子解不开绳子，就会很着急。妈妈可以去帮忙，顺便说一句："解不开很正常，没什么，我们慢慢来。"孩子拉不上拉链或系不好鞋带，妈妈原来总是责怪他做不好，他就容易生气着急，现在妈妈会帮忙，顺便说："别着急，没关系。"有时孩子学习不顺利，妈妈就会告诉他："不顺利很正常，没什么，这样才有挑战性。"

以前妈妈总是勉强孩子做他不想做的事，容易让他发火。孩子有时不想洗手，妈妈要求孩子必须洗手，其实孩子少洗一次没关系，妈妈不必勉强。

现在妈妈会通过身教来影响孩子。孩子有时让妈妈帮自己接刷牙水，妈妈说："接就接吧，没关系。"和小朋友一起玩游戏时，孩子让妈妈扮老狼，妈妈说："扮就扮吧，没什么。"孩子听了哈哈笑。孩子有时让妈妈帮自己穿衣服，妈妈说："帮就帮吧，没什么。"有一次，妈妈实在太困了，孩子想让妈妈接刷牙水，妈妈说："我太困了，你自己接吧！"孩子说："自己接就自己接，没关系。"妈妈还经常向孩子渗透"坏事变好事"的道理，孩子慢慢学会了，这句话变成了他自己的口头禅。

孩子想让妈妈帮自己穿衣服或拿东西，妈妈以前总是担心这样

做是在娇惯孩子，所以总会拒绝孩子的要求，导致孩子生气着急。有的抽动症康复专家过度强调抽动症儿童要学会生活自理，我认为家长可以适当引导孩子学会生活自理，但是可以对结果顺其自然。对有抽动症状的孩子的教育理念和对普通孩子的教育理念是相通的。妈妈有时帮孩子做些事情没关系，孩子长大以后自然不会再需要妈妈帮忙，让孩子在小时候得到妈妈的宠爱，孩子就会感到安心和幸福。

就这样，这三种思维的渗透有了效果，孩子的脾气逐渐好了起来。

妈妈说，学习了维尼老师的理念以后，就有一种很轻松的感觉，能够看淡很多事情，能用一种轻松的心情和孩子相处，孩子也会感觉轻松些。

孩子在学校里遇到过被同学欺负的事情。我建议妈妈为孩子提供支持。有一次，孩子被同学欺负了，妈妈就给对方家长打了电话，如实反映了情况，那位家长态度不错，表示要认真地和自家孩子说说。孩子感觉很解气，那天晚上的症状奇迹般少了很多。

过了两周，妈妈反馈说，最近孩子脾气少了，发声少了，偶尔会小声地"嗯嗯"，快乐变多了。过了三周，妈妈反馈说，孩子目前的情绪和抽动都有了明显改善，孩子的心情比较高兴，总是哼着小曲，生活上基本上能做到自理。孩子最近经常向妈妈倾诉自己内心的感受，说他的心在小时候是放松的，从6岁上学以后就变得紧张了。

一个多月后，妈妈反馈说，孩子的情绪比较稳定了，写作业也有了进步，孩子的抽动动作明显减少了。妈妈对孩子发生的变化很满意，对我的帮助表示感谢。

生理的调适

从某种角度讲，抽动症属于身心疾病。从抽动的来源来看，身体不舒服有可能引发抽动。抽动动作多了，容易引起生理上的不适。本章探讨如何从生理的角度促进抽动症的康复。

治疗抽动症的常见药物

目前治疗抽动症常见的药物包括中药和西药两种。我不是医生，只能针对自己观察到的现象进行分析。

中医认为调肝脾可以调节情绪，而紧张、焦虑等负面情绪往往是导致抽动症的重要原因，所以，通过中医治疗抽动症有一定的道理。一位家长告诉我，孩子出现转眼球的症状，带孩子看中医之后，让孩子服用调理脾虚肝旺的中药，抽动症状在第三周明显减少。

还有家长说，孩子服用中药之后，症状趋于稳定，但无法确定症状稳定是否完全是中药产生的功效。这是因为孩子出现抽动症状后，家长不再压抑孩子，也不再冲孩子发火，开始关注孩子的情绪和感受，这也有可能让孩子的症状有所减轻。从很多来访家长的叙述来看，即使孩子不吃药，孩子的症状也有可能自然消失。还有家长说孩子服用中药之后，没有明显效果。如果导致抽动的主要因素是父母不合理的教育方式、孩子的性格或学习压力，那么服用中药并不能起到作用。

常见的西药是硫必利。从来访者的反映来看，孩子服用这种西药后,有的孩子出现的副作用比较小,有的孩子出现的副作用比较大。吃西药的效果并不确定,有的来访者说曾经有效,也有的来访者说无效。

我不赞同孩子服用西药。如果父母只让孩子服用西药,却不改变自己的教育方式,也不改善孩子的性格,也不减轻孩子的学习压力,那么效果一定不好。另外,这种西药具有一定的副作用,停药之后容易出现戒断反应。有的孩子不愿意吃药,父母如果逼迫孩子吃药,就有可能引发亲子冲突,容易让孩子产生负面情绪,甚至会引发抽动。吃西药的效果并不确定,如果因为逼迫孩子吃药而引发抽动,就更得不偿失了。

孩子如果已经服用西药较长时间,就容易对药物形成一定的依赖,一旦骤然停药,就有可能出现一定的戒断反应。医生一般会建议孩子逐渐减少药物的服用量,最终达到停药的目的。

一位住在澳大利亚的妈妈在我这里咨询,孩子上八年级,抽动比较严重。当地的一位医学博士建议孩子服用抗焦虑药物。不良情绪的确容易引发抽动,从表面上看,服用抗焦虑药物似乎能改善抽动症状,但是,服用焦虑症的药物并不会让孩子真正感到轻松愉快,只能让孩子的焦虑程度有所缓解。理论上,只有患有焦虑症的人才需要服用抗焦虑药物。而一般来说,患有抽动症的孩子并不一定患有焦虑症,或者孩子的焦虑情绪没有那么严重,只要父母改变教育方式,孩子的性格也得到改善,孩子的焦虑情绪就会自然减少。另外,父母可以转移孩子的注意力,让孩子的焦虑情绪得到缓解。所以,我认为这位医学博士的建议并不合理。

抽动症康复的注意事项和禁忌事项

一位妈妈告诉我，带孩子到医院看抽动症门诊，有位医生的办公桌上有一张纸，纸上写满了抽动症康复的注意事项和禁忌事项，涉及手机、游戏、电视、作业、睡眠、饮食等多个方面，甚至建议孩子少写作业或者不写作业。这位妈妈读了以后感觉压力很大。

在这些注意事项中，有些事项有一定的道理。玩手机、打游戏或看电视的时间太长，容易引起眼睛疲劳，就有可能加重挤眼睛等抽动症状。如果写作业的过程让孩子感到紧张或焦虑，就有可能加重某些抽动症状，暂时适当减少作业是相对合理的。

不过，总体来说，家长如果按照我的教育理念来做，那么在日常生活和学习中，就不需要额外注意什么，基本上像对待普通孩子一样即可。我建议家长在孩子玩手机、打游戏或看电视这些事上，可以适当满足孩子的要求，但是一般还要有所限制。我建议家长适当降低对孩子学习的要求，适当降低对孩子的期望值。家长要学会控制自己的情绪，在学习上给予孩子适当的帮助，减少对孩子的批评、训斥或打骂，这样一来，孩子在写作业时就不会出现紧张、烦躁、焦虑的情绪了。

当然，如果孩子的抽动症状比较明显，家长就需要在某些方面适当注意。在学习上，家长就需要降低对孩子的要求，多给孩子减压，尽量避免对孩子发火，尽量避免训斥孩子。如果孩子有挤眼睛的症状，那么孩子使用电子产品的时间最好不要太长。如果家庭教育的方式已经变得比较合理，孩子的性格已经得到改善，抽动症状逐渐减少，家长就不必过于小心在意，甚至可以像对待普通孩子一样去对待有抽动症状的孩子。

一个五年级男孩以前曾在我这里咨询，当时症状基本上消失了。进入五年级后，作业变多了，也变难了，孩子写起来感觉有些费劲，容易烦躁，感觉浑身不舒服，抽动症状又变得明显了。我建议妈妈适当帮助孩子，先和孩子一起解决作业中的难点，然后再让孩子自己写。对于孩子不太喜欢做的默写作业，妈妈可以多给孩子提示，以便减少重新默写的次数，这样孩子就不会感觉作业那么难了，抽动症状就明显减少了。

有的医生说出现抽动症状的孩子要避免兴奋，不能让孩子弹钢琴或打架子鼓，不能让孩子打游戏，因为这些事情会让孩子变得兴奋。兴奋的确有可能增加抽动的可能性，这是有一定道理的，但兴奋并不是导致抽动的主要因素。气愤、紧张、焦虑等情绪对抽动产生的影响往往比兴奋产生的影响更大。而兴奋往往难以避免，孩子被老师表扬了，或者考试成绩不错，或者看了精彩的比赛，或者买到了满意的物品，都会有些兴奋。既然兴奋产生的影响不是那么大，又会经常出现，家长就没有必要刻意让孩子避免兴奋，正常生活即可。

关于食物不耐受、忌口和补剂

关于食物不耐受检测

有些小红书、抖音博主在宣传忌口，说这是抽动症康复的好方法，有的还说必须严格全面忌口。他们认为孩子对某些食物的特异性 IgG 抗体检测呈阳性，就说明孩子对这些食物不耐受，不能吃这些食物。

食物不耐受是一种疾病，可引发肠易激综合征、头痛、疲劳、行为异常、荨麻疹、哮喘发作等症状。如果某种食物真的会产生上述影响，孩子就应少吃或不吃。但是一些权威机构并不推荐用食物特异性 IgG 抗体检测来诊断食物不耐受，明确指出这种检测不具有临床依据。

美国变态反应、哮喘和免疫学会认为，根据食物特异性 IgG 抗体检测呈阳性来诊断食物不耐受不具有临床相关性，没有循证依据，缺乏足够的质量控制，不应该开展此项检测。

澳大利亚免疫和过敏学会提出，即使没有任何不适，某些食物特异性 IgG 抗体在健康成人和儿童中也能检测到。没有可靠证据能证明，在诊断食物过敏或不耐受时，食物特异性 IgG 抗体检测是有用的。

加拿大过敏和临床免疫学会强烈反对进行针对特定食物的特异性 IgG 抗体检测，认为不恰当地进行食物特异性 IgG 抗体检测只会增加误诊的可能性，导致不必要的饮食限制和生活质量的下降。

知名科普账号"丁香园儿科时间"也分析表明，根据食物特异性 IgG 检测结果呈阳性，无法诊断食物不耐受。

有些抽动症儿童家长反馈，包括首都儿科研究所附属儿童医院在内的很多医院和医生都不推荐做食物不耐受检测。之所以出现这么多关于食物不耐受检测的宣传，可能是因为某些检测机构在推动。

食物不耐受检测呈阳性，也就是食物特异性 IgG 抗体检测呈阳性的情况很常见。根据蔡婷婷等人发表的论文《食物不耐受相关疾病儿童食物 sIgG 近十年情况分析》，儿童食物不耐受检测呈阳性的情况很常见。在 15849 例检测样本中，有 15338 例样本明确记录儿童食物不耐受总阳性率均在 75％以上。其中鸡蛋、牛奶居于不耐受食物的前两位，此外，小麦、西红柿、大豆、大米等也是较常见的不耐受食物。

另外，在赛晓勇等人发表的论文《食物不耐受流行现状及其相关因素的横断面调查》中，对 12766 名健康体检者进行食物不耐受检测显示，食物不耐受在该查体人群中阳性率为 59.6%。

权威机构提出，食物特异性 IgG 抗体检测呈阳性不一定代表对这种食物不耐受，有的人吃了并无不良反应。按照我的抽动理论推理，如果孩子吃了某种食物无不适感，就不会引发抽动，所以不必忌口。

关于过敏反应

少数孩子可能对某种食物有过敏反应，比如鸡蛋、牛奶、牛肉、羊肉、海鱼、虾、螃蟹、花生、黄豆、小麦等。食物过敏的症状包括皮肤红肿瘙痒、湿疹、荨麻疹、腹痛、腹泻、鼻塞、流涕、咳嗽、喘息或呼吸困难等。孩子如果感觉身体不舒服，就可能引发抽动。孩子如果吃了某种食物，出现了以上症状，就要避免吃这种食物。

有的食物只会引发轻度过敏反应，孩子会表现出轻度不适。孩子如果吃了某种食物感觉不舒服，就要注意少吃或者不吃。有的孩子做过敏原血清特异性抗体 IgE 检测显示阳性，比如鸡蛋，但是孩子吃了之后并没有感觉不舒服，还喜欢吃鸡蛋，那么可以少吃。需要注意的是，血清特异性抗体 IgE 检测呈阳性只是代表孩子对这种食物致敏，如果孩子吃了这种食物并无过敏症状，就不属于过敏，不需要处理。比如英国一项研究发现，8 岁儿童中，有 12% 的儿童存在对花生致敏情况，但只有 2% 的儿童对花生过敏。

对于可能属于不耐受或过敏原的食物，孩子吃了之后并没感觉不舒服，家长如果不放心，想进一步判断，就可做个实验：在相似的家庭教育方式、家庭氛围、学习压力、师生关系的前提下，孩子的情绪表现差不多，健康水平相似，先忌口一两周，再正常吃一两周，看看抽动症状有无明显变化。孩子如果无明显变化，就不必忌口此种食物。

关于忌口

小红书、抖音上的某些博主宣传抽动症儿童连鸡蛋、牛奶、牛肉、羊肉、小麦、大米、西红柿、土豆、花生、海鲜等都不能吃，要严格全面忌口。我的分析如下：

首先，他们建议忌口的依据是食物特异性 IgG 抗体检测结果，权威机构已经反对这种检测了，出于这个原因而忌口就成了无稽之谈。抽动症儿童在出现抽动前可能从来没有忌口过，那时也没出现抽动症状，这至少说明饮食并不是引发抽动的主要原因。

其次，严格全面忌口会导致孩子营养不良，影响身体健康。有位妈妈说，孩子忌口很久，结果营养不良，头发变黄，生长发育滞后。

另外一位妈妈说，孩子在严格忌口的第十三天，所有抽动症状都加重了，全家人和孩子一起忌口，结果全家人都出现泛酸现象。

还有位妈妈说，孩子严格忌口半年，孩子瘦了一大圈，还长出了白头发。有个家庭让孩子忌口两年，结果孩子停止发育，抽动症状并没有得到改善。有的家长说孩子全面忌口后容易生病。

最后，严格全面忌口容易引发亲子矛盾，让孩子感到烦躁、生气、郁闷，这会直接引发抽动症状。有个四年级男孩患有抽动症，只是症状并不明显。医生要求孩子忌口，不让孩子吃多种食物，比如牛奶、鸡蛋、面包、蛋糕、牛肉、羊肉、鸡肉和海鲜等。孩子觉得自己无法像正常人一样吃东西，和别的小朋友不一样，变得非常烦躁，经常撕书本，摔东西，忌口产生的情绪问题让抽动症状更严重了。孩子常在学校吃饭，以上这些食物难以避免，所以忌口往往难以彻底实施。

所以，除非孩子吃了某种食物之后出现过敏反应，否则不需要对这种食物严格忌口。易导致兴奋的食物包括巧克力、奶茶、咖啡、碳酸饮料、辛辣食物等，如果经过多次实践证明孩子吃了之后抽动变得明显，就可以让孩子少吃或不吃这类食物。对于孩子吃了之后感觉不舒服的食物，也可以让孩子少吃或不吃。除此之外，按照健康饮食的标准去执行即可，比如少糖、少油、少盐、少吃零食、少吃垃圾食品、营养均衡等，这方面的要求和普通孩子的要求是相同的。

对于那些需要限制的食物，可以遵循我提出的三个原则：适当满足，适当拒绝；先说好，再说不；规则的执行要有弹性。孩子偶尔多吃些没关系，不会有什么大的影响。这样可以让亲子关系变得融洽，孩子感觉愉快放松，对抽动症康复是有利的。如果家长坚决禁止孩子吃，孩子因此而生气、烦躁、哭闹，就有可能加剧抽动。

从我个人的经历来看，饮食对抽动产生的影响可以忽略不计。另外，近十年来，有不少家庭在我这里做抽动症康复咨询，我从来没有在饮食方面给予指导，也取得了不错的效果。

总之，饮食对抽动的影响不大，只对少数抽动症儿童有较明显的影响，情绪和其他原因造成的身体问题对抽动的影响更常见和更重要。

关于补剂

家长如果听信宣传，给孩子全面严格忌口，结果孩子缺乏营养，就不得不购买很多补剂。这类宣传可能有一定的商业目的。我认为，在拒绝全面忌口后，孩子的营养基本上是充足的。家长可以给孩子适当补充维生素、镁、钙等营养素，最好按照健康饮食标准，像普通孩子那样补充。家长在补充营养方面不必执着，适当劝说孩子，孩子愿意吃就吃，不愿意吃也不必勉强，顺其自然即可。如果因为补充营养而让孩子情绪不好，结果引发抽动或加剧抽动，得不偿失。

关于睡眠、饮食和运动

一位妈妈这样说：

孩子上初中以后，出现了不少抽动症状。我带孩子找过不少大医院的医生看过，有西医，也有中医。有的医生建议：要保证孩子拥有充分的睡眠，不要让孩子熬夜；要保证孩子的饮食营养，不要让孩子偏食；要引导孩子多锻炼身体，良好的身体状态有助于抽动症的康复。

我对医生们说的这些事情很关注。每当看到孩子睡得晚了，我都会不停地催孩子。孩子不愿早睡，我就变得很焦虑，有时会冲孩子发火。孩子从小不喜欢吃蔬菜，容易导致缺乏维生素。我经常劝孩子多吃蔬菜，劝得孩子烦了，就会发生冲突。孩子不喜欢锻炼，我想方设法地逼他去锻炼，但孩子就是不听，我和孩子都很生气。

　　充足睡眠、适量运动、健康饮食是重要的。有可能让身体变得更舒适健康，有助于缓解抽动症状。运动还能使孩子的心情变得舒畅和快乐，有助于缓解孩子的压力，能促进抽动症的康复。家长可以努力尝试一下，尽量让孩子照医生的建议做。但有些孩子就是不愿意早睡或午睡，不喜欢吃妈妈认为有营养的食物，喜欢宅在家里，不喜欢锻炼身体。父母如果总是因为这些事而着急生气，总是冲孩子发脾气，往往就会对抽动症的康复造成不好的影响，甚至比睡眠不充足、饮食不合理、缺乏锻炼造成的影响更大。

　　上幼儿园或小学的孩子一般对父母比较顺从，父母可以适当劝劝孩子，力争让孩子在睡眠、饮食和运动等方面照医生的建议做。如果孩子有时不想照做，或者孩子比较倔强，那么父母最好顺其自然，不要逼迫孩子，不要冲孩子发火，否则会得不偿失。

　　如果处于青春期的孩子愿意合作，那么父母可以适当劝劝孩子，但不要勉强孩子。如果孩子比较逆反，父母往往难以改变孩子，为此冲孩子发火，就容易发生冲突，甚至会导致抽动。此时父母最好暂时放弃改变孩子的想法。

对抽动进行自我克制

抽动是一种习惯性的、条件反射式肌肉收缩动作，而且不容易自控，但并非不可控制，在放松或者感觉舒服的情况下，可以有意识地加以克制。

从我咨询的案例来看，有的孩子的抽动症状不是很严重，孩子在学校里的症状往往比在家里轻，老师和同学们甚至没有发觉孩子抽动。为什么会这样呢？可能是因为孩子不想在学校时被别人发现自己抽动，所以会有意无意地进行自我克制，而在家里没有这样的担心，就没有必要进行自我克制了。

从我自身的体验来看，往往是连想也没想就抽动了，在比较舒服的条件下是可以自我克制的。

在我自身康复的过程中，当情绪变得比较放松平静时，在头痛有所缓解以后，我开始尝试对抽动进行自我克制，逐渐让不抽动成为一个新的习惯，抽动症状就越来越少。咨询时，我会在条件成熟时建议孩子尝试自我克制，有时会取得一定的效果。另外，为什么有的孩子的抽动症状会自行消失呢？我分析部分原因有可能是在公共场合无意中进行了自我克制，让不抽动成为新的习惯。

当父母的家庭教育方式已经得到改善，孩子的情绪变得放松平静的时候，我建议孩子可以对抽动动作或发声尝试进行循序渐进的、顺其自然的自我克制，从而适当加速康复的进程。

我所说的"循序渐进"是指刚开始的时候自我克制的次数少，然后逐渐增加。"顺其自然"是指孩子能克制住抽动固然好，即便克制不住，又抽动了，也没关系，顺其自然即可。

这里需要着重指出的是，父母提醒孩子进行自我克制之后，不要多次提示此事，尤其在孩子抽动频繁的时候，父母最好不要提醒孩子克制。至于孩子在什么时候克制，克制到什么程度，父母都不要关注，而要由孩子自愿自主进行。父母更不要制止孩子抽动，以免带给孩子压力。孩子状态不好时，比如情绪不好或者身体疲劳时，就不必进行自我克制。从我个人咨询经验来看，从四五年级开始，可以建议孩子进行自我克制。上幼儿园或低年级的孩子可能没有自我克制的意识，我通常不建议孩子进行自我克制，主要通过改善父母的教育方式和调适孩子的性格来促进康复。

强迫症的机理和康复方法

  部分有抽动症状的儿童会出现强迫症，这是因为抽动症和强迫症有一定的内在联系。从性格上看，孩子如果过于追求完美，或者对自己的要求过高，或者过于敏感，或者过度忧虑，或者缺乏安全感，那么既有可能患上抽动症，也有可能患上强迫症，也就是说，抽动症儿童和强迫症儿童有某些共同的性格特点。另外，从情绪上看，如果抽动症儿童和强迫症儿童总是处在不舒服的情绪中，那么两者的症状都会表现得更频繁。资料显示，患有抽动症的儿童出现强迫症的比率为25%～60%，父母需要学会预防强迫症，识别强迫症，还要学会应对强迫症。

实例：如何改善强迫症状

通过这个案例，家长可以对强迫症的特点、规律和应对方法有初步的了解。

一个 9 岁男孩，有抽动症状，最近出现强迫症状。他的腿上有个伤口，他知道不应该用手去摸伤口，但总会忍不住去摸，不摸就感觉心里很难受。他知道穿着运动鞋去踩家里的木地板是不对的，但总会忍不住去踩，不踩就感觉心里很难受。孩子在走路的时候总会停下来，做一套仪式性的动作，反复做好几次。孩子在说话的时候，总是要求自己说得非常好，还要求自己吐字清楚，如果觉得自己说得不够好，就会一遍遍地重复说，甚至会急得用拳头捶桌子。孩子在玩电脑的时候，经常和自己对话，如果觉得自己哪一句说得不好，就会马上重复说，结果越说越错，越错越说。他自己很着急，问妈妈怎样才能改掉这些毛病。

妈妈看到孩子的这些表现，心里也很着急，会用异样的眼光看着孩子。孩子觉察到了妈妈的反应，心里有些紧张。妈妈有时会制止孩子的行为，孩子感到更加着急。

　　从孩子的表现可以看出，孩子不能接纳自己的强迫症状，这叫作"反强迫"，这有可能加剧强迫症状。父母和孩子都要接纳强迫症状，这是改善强迫症状的第一步。父母需要明白，强迫症状是难以自我控制的，如果孩子不能接纳自己的强迫症状，或者家长总是去制止孩子的强迫行为，孩子的强迫症状往往就会更严重。

　　妈妈通过观察发现，孩子感到着急或紧张的时候，强迫症状往往会变得严重些。放学以后，孩子感觉放松了，或者和小伙伴一起玩的时候，基本上没有出现强迫症状。

　　一般说来，强迫症状的出现与不舒服的情绪有关，情绪越强烈，强迫症状往往越明显，这个特点与抽动症相似。

　　为什么孩子最近的强迫症状变得有些频繁呢？妈妈这样解释，前几天，孩子写作业到晚上 11 点，还是没写完，当时妈妈对孩子吼，要孩子去睡觉。第二天早上 5 点，孩子起床继续写作业。那几天，妈妈经常批评孩子，结果孩子的强迫症状就变得更严重了。

　　通常说来，强烈的情绪刺激容易导致短时间内强迫症状加重。

　　孩子出现强迫症与家庭有很大关系。妈妈对孩子比较严厉，总是按照成年人的标准去要求孩子，经常批评孩子，导致孩子压力过大，情绪很差，缺乏安全感。妈妈爱着急，经常对孩子发脾气，不会考虑孩子的感受。在朝夕相处中，孩子也变得爱着急。孩子还比较敏感，心思细密，想得多。

　　我建议妈妈先做出改变。针对妈妈爱着急、爱焦虑的情况，我建议妈妈用以下三种思维来调整自己的心态。

1. 坏事变好事

孩子在 9 岁时出现问题，从另一个角度看，也算是一件好事。一是因为目前学习压力小，二是因为孩子还小，问题相对简单，相对容易解决。妈妈以前的教育方式存在问题，如果不马上改变，以后就会对孩子持续产生影响。如今可以早发现，早改变，从长远来看，也算是一件好事。

2. 很正常，没什么

妈妈找我做咨询之后，及时进行调整，孩子的症状没什么大不了的，孩子一定会越来越好的，妈妈不必过于焦虑。

3. 顺其自然

既然事情已经发生，妈妈就要接受现实，做到顺其自然。

妈妈开始认真地读我的著作《顺应心理，孩子更合作》，努力按照顺应心理的理念来改变自己的教育方式，尽量少发脾气。以前看到孩子作业没做完时，妈妈就会生气，如今妈妈遇到这种情况时，就会及时帮助孩子，这样孩子就不会着急了。

后来妈妈不再压抑孩子了，也不再限制孩子吃零食了，允许孩子适当看会儿平板电脑，允许孩子做一些他喜欢做的事，孩子的抽动症状和强迫症状都有所改善了。

因为孩子出现了"反强迫"的现象，所以妈妈需要帮助孩子接纳自己的症状。我建议妈妈这样告诉孩子，这些动作没什么大不了的，孩子想做就做，没什么关系，不必着急，可以慢慢来。有一天晚上，孩子来来回回地走，表现得很着急，想让妈妈帮忙改掉自己的坏习惯，妈妈就按照我的建议去安慰他。第二天，孩子看平板电脑时虽然还会自言自语，但是不像以前说得那么多了。妈妈经常向孩子渗透上述三种思维，孩子逐渐变得不太在意这些事了，有时做动作时自己会说："没什么大不了的，无所谓。"

孩子对很多小事比较敏感。有一次，爸爸让孩子帮忙做事，孩子没答应，后来爸爸自己做了，孩子觉得有些歉疚，又开始做仪式性动作了。我建议爸爸用上述三种思维来对孩子进行疏导，从而改变孩子的习惯性思维。孩子能够为这件事感到歉疚，说明他是一个有良心的孩子，也是一个有孝心的孩子。当时孩子没有帮爸爸做事，也许是在偷懒。这很正常，谁都有偷懒或不想干活的时候，更何况一个孩子。孩子这次没帮爸爸做事，没关系，顺其自然，下次遇到这种情况时帮忙就可以了。如果父母能够经常结合具体事情向孩子渗透这三种思维，孩子就有可能不再那么敏感了。

孩子为什么会反复做仪式性动作呢？我分析，孩子的仪式性动作与孩子的某些认知有关。我建议妈妈问问孩子为什么要做这些动作。妈妈问过孩子，孩子当时没说什么。后来妈妈细致地和孩子沟通，孩子说是因为担心玉皇大帝会派人来杀他（孩子也许读了类似的神话故事）。妈妈明白了根源，就和孩子详细地解释这种担心是没必要的，神话故事是虚构的。后来，孩子的这种强迫性动作减少了很多。

部分强迫性动作存在明显的认知根源。如果改变了孩子的认知，有的强迫性动作就可以得到明显改善，但有的改变效果并不明显。

常见的强迫症状

一个人如果没有患过强迫症，就可能难以理解其种种表现。

20 多岁时，我的强迫症状比较明显，所以我有比较真切的体会。在那段时间里，我在读书时总会不由自主地看看桌上的东西是否整齐，或者每过一会儿就要看看桌上的东西是否都在，有时要清点一遍或几遍才会放心。我还经常检查裤兜里的东西在不在，有时刚刚摸过，过了一会儿又开始怀疑东西不在了，即使摸到了东西，也需要说服自己相信东西确实还在。我还经常检查拉链，总是不确定拉链是否拉好了，每过一会儿就要检查一下，明明看到拉链拉好了，仍需要看好几次才能确信。经过几年的分析和研究，我自己把这些症状基本上治愈了。后来在 40 多岁时，我还出现过反复检查车的手刹是否放下的症状。

我在咨询中遇到的常见儿童强迫症状有以下几种：有的孩子要求自己写好每个字，如果有一个字没写好，就会反复描或者擦掉重写；有的孩子会对取回来的快递反复消毒；有的孩子会反复整理书包、铅笔盒或其他物品；有的孩子要求把东西摆放得非常整齐，或者要求按照固定位置摆放东西；有的孩子有洁癖，对卫生的要求很高，总担心不干净，反复洗手，或者洗澡时间很长；有的孩子排便时必须全部脱下裤子；有的孩子在感觉不安心的时候，需要做一整套仪式性动作，有时需要反复做好几遍；有的孩子在走路时会有一些固定的要求，或者走三步退一步，或者必须按照固定模式走；有的孩子会反复检查门是否锁上，或者检查煤气灶阀门是否关好；有的孩子无法接受床单不平整或纸张有折痕；有的孩子在背诵文章时，即使只有一个字背错，也要从头再背，背不好就着急；有的孩子每天睡觉前都要把拖鞋摆得整整齐齐，每次都花好长时间，不允许拖鞋的位置有一点儿偏差。概括起来，这类孩子往往过于追求完美，或者总会感觉不安心。

强迫症的症状主要包括强迫性行为和强迫性思维，上述症状大都属于强迫性行为。

强迫性行为是指孩子明明知道不大合理，却无法克制，而且经常反复出现的行为。有的孩子越想努力摆脱这些行为，就越感到紧张和痛苦，这就是"反强迫"现象。我在咨询中遇到的孩子大部分没有"反强迫"现象。

强迫性思维是指脑海里反复出现某一个念头，孩子想摆脱掉这个念头，但总是摆脱不掉。我曾经遇到一个初三男孩，他总会不由自主地担心某些事情，想控制也控制不住。一个高中生总觉得世界是不真实的，好像只有他一个人是真实存在的，总会不由自主地想这件事。有的孩子会一直纠结某件事情，会持续好多天翻来覆地去说这件事情，难以释怀。强迫性思维的特征主要是反复思考某件事情，而且无法自控，严重时会"殚思竭虑"。对于儿童而言，强迫性思维比强迫性行为出现得少一些。

图 4 列出了儿童强迫症的康复方法。

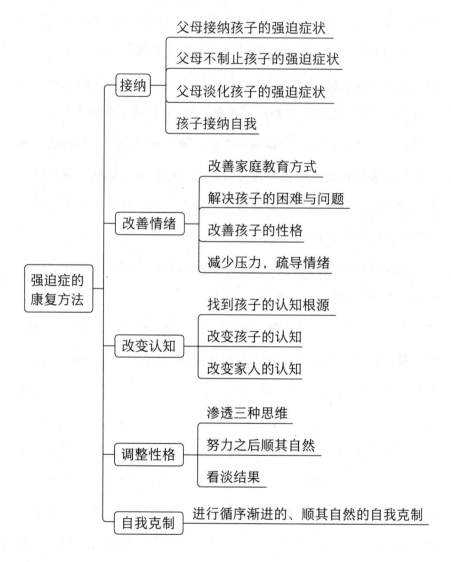

图 4　儿童强迫症康复方法

强迫症的康复策略

　　一个初一女孩，性格比较敏感，妈妈给孩子施加了很多压力，孩子容易焦虑，逐渐出现了强迫性思维。孩子总担心自己会生病，总担心自己的眼睛会近视得厉害，还担心做手术会出现风险。孩子经常思考这些事情，无法中断自己的思考过程。孩子还会自言自语："是的，肯定没问题。"妈妈在我这里咨询，我建议妈妈要接纳孩子的情况，孩子想做什么就做什么，妈妈不要打扰孩子，更不要制止孩子的行为。孩子一边不由自主地反复思考，一边为此而痛苦。我建议妈妈适时告诉孩子，想思考什么就思考什么，反正花不了多长时间，没什么。妈妈要用比较放松的表情和语气和孩子说这些话。

　　孩子的认知需要改变，她接受不了不好的结果，总是希望得到好的结果，这在现实中往往是不可能的。孩子需要慢慢养成新的习惯性思维。面对自己担心的事情时，孩子可以采用以下两种思维模式：

　　（1）一般没问题，实在有问题就听天由命。

　　（2）"车到山前必有路"，到时候再说。

妈妈以前总是担心孩子，所以需要先学会新的思维模式，然后再帮助孩子改变。对于孩子来说，放松情绪非常重要。我建议妈妈先改变自己的教育方式，给予孩子宽松的环境。孩子的情绪得到放松了，强迫性思维自然就会变少。后来，我建议孩子在情绪放松的时候尝试进行顺其自然的、循序渐进的自我克制。孩子按照我的建议去做，症状越来越少了。

这个案例用到了强迫症的主要应对策略：

（1）父母和孩子要理解和接纳强迫症状。

（2）父母要改变教育方式，让孩子的情绪变得平静放松。

（3）改变强迫症状背后的认知。

（4）孩子尝试进行顺其自然的、循序渐进的自我克制。

理解强迫症状

　　有的人可能对强迫症很陌生，其实很多人都有过类似的体验。比如：有的人会反复检查煤气灶阀门和大门是否关好，反复检查车门是否锁好；有的人对家里的卫生要求过高，看到家里有灰尘，或者东西有些杂乱，总觉得难受；有的人过于追求完美，稍有一点儿不完美，总觉得不舒服；有的人会忍不住担心很多事情，或者反复考虑某件事。以上这些现象都和强迫症状类似，只要出现得不多，或者对生活影响不大，就没有太大关系。

　　强迫症状看起来莫名其妙，其实有一定的道理。比较常见的强迫症状是担心或怀疑。有的人总担心不干净，会反复洗手，反复消毒，反复洗澡。这样的担心有一定的道理，因为难以做到绝对干净，总会有不干净的可能。有的人担心理发会传染艾滋病（强迫性思维），理发传染艾滋病的概率虽然很低，但不可否认其发生的可能性。有的人担心物品会不会丢失，或担心大门、电灯、煤气灶阀门是否关好，这都是有一定道理的，因为这些事的确有可能发生。有一位来访者怀疑周围的一切是不真实的（强迫性思维），这种怀疑不是完全没有根据的，因为我们所感知到的世界是我们的感官和意识对真实世界的一种反映。有个孩子总觉得会有不好的事情发生，发生不好的事情的可能性的确存在，只是发生的概率比较低。

有些强迫症状存在内在的心理动力。有的孩子对很多事情的要求比较高，比如，床单一定要平整，物品一定要摆放整齐，字迹一定要工整，等等。这可能是因为孩子喜欢追求完美，只有达到完美的要求才能感到安心或满意，否则就总觉得不舒服。有的孩子一定要按照固定的位置或顺序摆放物品，一定要按照固定的顺序做某些事情，可能觉得如果不这么做就会有不好的事情发生，如果照这样做了，就会带来好运。

所以，强迫症状往往是可以理解的，并不像表面看起来那样奇怪或者不可理喻。

为什么强迫症状往往难以控制呢？首先，上述怀疑、担心或者过分追求完美的想法会在某些场景中习惯性地、自动地出现。尽管孩子不希望出现这样的想法，但这样的想法仍然会出现。其次，这样的想法出现以后，会产生驱动力，驱使孩子去验证，或者去完成某种仪式性动作，以便消除担心或怀疑。孩子如果不做仪式性动作，就会感觉不舒服或难受，甚至感到焦虑或烦躁；如果做了，就可能觉得舒服或安心了。所以，孩子往往控制不了这些行为。如果孩子做出了这些动作，父母又去制止孩子，孩子就会感觉更难受。父母的制止不但解决不了问题，还会强化孩子的症状。

情绪对强迫症的影响

　　情绪会对强迫症状产生很大的影响。一般说来,孩子越放松平静,强迫症状出现的频次和强度就越低;孩子越紧张焦虑,强迫症状出现的频次和强度就越高。

　　一位妈妈发现,孩子走在带格子的路上时,左脚走过一个格子了,右脚又迈回来重新走,然后两只脚都要踏在格子里,这样反复好几次。妈妈还发现,孩子越着急紧张,这种表现就越严重。孩子在感觉放松或愉快时基本上没有这种表现。

　　还有一个孩子特别在意写错字,写错了就会很着急,修改时还要求将修正带铺得很平整,画线时总是要求把线画得很直,否则就会反复修改。孩子情绪放松平静时,这种现象就会少一些;孩子情绪不大好时,这种现象就会多一些。

　　为什么情绪会对强迫症状产生较大的影响呢?一方面,在放松或平静的时候,孩子往往不会感觉到担心或不安。孩子出现负面情绪时,就容易感到担心或不安,有可能引发强迫症状。另一方面,在放松或愉快的状态下,孩子的思维比较灵敏,感觉比较清晰,就容易消除怀疑或担心。恐惧、紧张、烦躁、焦虑等情绪会形成干扰，让孩子的思维和感觉变得迟钝些，不容易消除怀疑和担心。

以仪式性动作为例，在放松的状态下，孩子做一两次仪式性动作就会觉得安心了。而在情绪不好时，感官和大脑之间好像隔了一层纱，身体的感觉变得不是那么真切了，所以孩子需要多次做仪式性动作才能够让自己觉得安心。其他的强迫性行为也是类似的道理。

所以，情绪调节是非常重要的。父母要改变自己的教育方式，和孩子平和地相处，这样可以帮助孩子获得平和放松的情绪状态，有助于孩子减少强迫症状。强迫症的康复和抽动症的康复都是同样的道理。此外，父母要帮助孩子改善性格，引导孩子接纳强迫症状，这有助于保持孩子情绪的平和。

孩子为什么会出现强迫症状？

一般说来，过于追求完美、对自我的要求过高、敏感、爱担心、缺乏安全感的孩子往往更容易出现强迫症状。

我和一个 10 岁男孩交流，他说自己过于追求完美，一定要把红领巾系得很整齐，一定要把书包和铅笔盒整理很整齐，一定要把乐高玩具搭建得很完美，一定要把杯子放得很端正。

一个五年级男孩对自己的要求很高，想要过上最好的生活，在很多方面都出现了强迫症状，要求自己写的字像印刷体一样，会反复整理家里的东西，对卫生的要求也很高，如果没有及时消毒，就会恐慌不已。

一个初中女生总在担忧或害怕，总感觉会有不好的事情发生，所以经常要做某种仪式性动作，做完了才感觉安心。

孩子为什么会形成上述性格呢？孩子性格的形成可能与外界影响有关，比如，成功学、励志学盛行，老师对学生的要求高，等等。这容易让孩子形成过于追求完美、对自己要求过高的性格。我当时之所以形成过于追求完美、对自己要求过高的性格，主要是因为在高中受到了励志文章的影响。

孩子性格的形成与家庭教育也有很大的关系。一个 5 岁女孩出现了一些类似强迫性行为的举动。父母当时的教育方式存在很大的问题。孩子犯错了，就会被关到小黑屋或关到门外。父母经常冲孩子吼叫，还会打骂孩子，导致孩子缺乏安全感，结果出现了一些类似强迫性行为的举动。她不让别人动她的东西，一旦别人动了，她就会大发脾气。她要开门，而爸爸先开了门，她就会大发脾气，而且持续很长时间。和妈妈一起上楼，她有事要下去一趟，她要求妈妈必须站在原地等待。在疲劳、瞌睡、心情不好时，这类表现尤其明显。

某些强迫症状的形成与家庭环境也有关系。一个初中女生在我这里咨询，她总是反复洗手，而且长时间洗澡。爸爸和奶奶都喜欢追求完美，在孩子小时候总是担心孩子会生病，特别讲究卫生，天天消毒家里的餐具。孩子的洁癖与爸爸和奶奶的这些行为有很大的关系。

一个六年级男孩，放学回家时，一定要走他规定的路线，有时会围着古力盖走上十几圈才觉得安心。这是因为他总担心会有不好的事情发生，这样做了才觉得安心。男孩的家人总是担心孩子的健康会出什么问题，总是害怕孩子会生病。受此影响，孩子也担心很多事情，比较缺乏安全感。

一个 9 岁男孩出现强迫症状，男孩的爸爸也有些类似的症状，比如，要求东西摆放整齐，要求孩子出门前必须穿袜子，要求吃饭时不能把饭粒掉在桌面上，等等。

一个四年级男孩，每天晚上睡觉前都要去检查大门是否关好，检查煤气灶阀门是否关好。一方面，男孩父母的家庭教育存在问题，父母经常冲孩子发火，孩子觉得父母都不爱他，所以缺乏安全感；另一方面，孩子小时候和奶奶住在一起，奶奶每天都会去检查大门和煤气灶阀门是否关好，所以孩子通过模仿就学会了。

有的父母过于重视整洁和卫生，如果看到家里有些乱就感觉不舒服，总觉得不干净。有的妈妈外出归来后要把衣服全部脱掉，还要洗澡，还要把从外面带回家的东西全部消毒，还要求孩子回家后洗澡，经常对玩具消毒。家长的这些做法都有可能导致孩子对卫生特别在意。

一个9岁女孩具有敏感、争强好胜、过于追求完美的性格。在幼儿时期，妈妈比较急躁，非常焦虑，特别严厉。比如：孩子不想睡午觉，妈妈就想尽办法让孩子睡觉；孩子不想刷牙，妈妈就逼孩子刷牙。孩子在5岁时出现挤眼睛、清嗓子等抽动症状，妈妈开始放松管教，孩子的抽动症状明显变少了。出现新冠疫情后，孩子担心自己被传染，出现了反复洗手的情况。二年级暑假时，孩子主要由奶奶照顾。奶奶是一个过于追求完美、性格强势的人，希望孩子必须按照她的要求来做，否则就会给孩子脸色看。爸爸受到奶奶的影响，小时候就有一些强迫行为，比如，一看到蜘蛛就害怕蜘蛛掉在自己身上，总是担心大门没有关好，等等。后来爸爸没有和奶奶生活在一起，接触少了，受奶奶的影响才逐渐减少。奶奶对孩子很强势，辅导作业时经常批评孩子，经常对孩子发火，总是向妈妈告状，孩子经常急得直哭。有一次吃鸡时，孩子感觉骨头卡在喉咙里，孩子不想去医院处理，奶奶说如果不去医院处理，就有可能死掉，孩子很害怕。从此之后，孩子对很多事都很担心，比如，担心物品有没有细菌、病毒，担心自己会不会被蜘蛛咬伤，等等。孩子在心情烦躁时会反复担心某些事情（强迫性思维），抽动症状也会变得严重了。

有的孩子出现强迫症状，可能与父母对孩子要求过高、态度过于严厉有关。

一个六年级女孩喜欢追求完美，对自己的要求过高，平时非常乖巧，不需要父母操心。父母的规则意识非常强，对女孩的要求也很高，如果看到孩子上学忘记带东西，或者字写得不工整，或者文具摆放得不整齐，就会严厉地批评和惩罚孩子。

在一次严厉批评之后，孩子出现了强迫症状，后来症状越来越多，比如，对取回来的快递都要反复消毒，上学前反复检查自己的学习用品有没有漏拿，反复整理书包和铅笔盒，花几个小时整理家里的物品，等等。

实例：锻炼孩子自立，却让孩子丧失了安全感

一个初三女孩，从小学一年级开始出现抽动症状，有时会用力眨眼睛，后来上了初中，学习压力特别大，抽动症状很明显，还经常发脾气。后来妈妈在网上找了一位抽动症专家，专家说孩子抽动是不自立引起的，让父母不要迁就孩子，要锻炼孩子自立。为了锻炼孩子自立，即使孩子想让妈妈抱抱，妈妈也坚决不抱。孩子不愿意分屋睡，妈妈就强行让她搬出来睡。从那以后，孩子不像以前那样黏人了。后来为了让她变得更加自立，妈妈不再接送她上学和放学了。妈妈要求她独立做事，不再帮忙。不管她怎么哭闹，妈妈都不理会她，还因为她哭闹而罚她不准吃饭。一旦她犯了错误，妈妈就会告诉爸爸，让爸爸下班回家收拾她。以前她睡觉前总要和父母反复说晚安，父母只对孩子说一遍晚安，而且语气很不耐烦。现在父母才明白当初没有满足她反复确认的需要，让她感到很难受，她甚至以为父母不爱她了。

上了初三之后，孩子的压力更大了，她的强迫行为变得很严重，总是反复问妈妈："妈妈，咱俩的关系好不好？你喜不喜欢我？"

孩子会反复地问，还要求妈妈必须按照她的套路回答。

这个孩子的强迫行为与妈妈的性格特点有关。妈妈特别小心，总是担心物品上有细菌或病毒，这让孩子也变得很小心，也担心很多事情，这是强迫症的性格基础。另外，妈妈过于注重培养孩子的自理能力，对孩子过于强硬，孩子感受不到爱，没有安全感，孩子才会反复问妈妈是否喜欢她。这也是孩子出现强迫症的原因。

我建议妈妈顺应孩子的要求，按照孩子的想法回应。孩子反复问妈妈："你喜欢我吗？"妈妈就回答"喜欢"。孩子让妈妈怎么回答，妈妈就怎么回答，孩子让妈妈怎么做，妈妈就怎么做。妈妈要学会忽略孩子的强迫行为，要对其视而不见。比如：孩子自言自语，念念有词，妈妈不必干涉孩子；孩子反复整理眼镜，妈妈尽量视而不见；孩子上学前要检查很多学习用品，所以上学出门比较慢，妈妈要理解孩子。妈妈刚开始觉得痛苦和煎熬，但是在坚持顺应孩子一段时间之后，孩子的症状变得越来越轻了，重复的次数也越来越少了。经过妈妈半年多的坚持，孩子逐渐变得安心了，情绪也变得放松了，症状也明显减轻了。

学会识别强迫症

父母如果把孩子的强迫症状看作是孩子任性、倔强的表现，而且认为不能娇惯或纵容孩子，进而去制止和纠正孩子的行为，就有可能让孩子的强迫症状变得更加严重。所以，父母学会识别强迫症状是非常重要的。以下是我和一位妈妈的交流内容：

妈妈：儿子5岁，平时爱发脾气，容易紧张，喜欢追求完美，总是要求东西摆整齐，摆得不好就大哭大闹，图画得不好也大哭大闹。孩子总是觉得手上有水，不停地搓手指，觉得有水就要擦干，而且会擦很久，同时大哭，看上去很难受。如果我要他洗手，他就会大哭。我向维尼老师请教，老师判断这是一种带有强迫倾向的行为。老师说孩子想擦手的念头是不由自主的，让我不要制止孩子擦手，而要顺着孩子，想擦就擦，用平静放松的态度对待这件事，要让孩子感到这没什么。

有一次，孩子说手湿了，就开始哭，我马上说："湿了没关系，我帮你擦擦。"孩子还是不太高兴，我就一直给孩子擦手，一边擦手，一边喂他吃饭，一边陪他玩。孩子的心情逐渐好些了，问我："擦好了吗？"我说："再擦擦吧！"孩子过了一会儿说："擦到大拇指了。"我笑着说："原来擦错了。"又过了一会儿，孩子又问："擦好了吗？"我说："再擦擦吧！"他想走开玩别的，我拉着他说："别走，再擦擦。"他哈哈大笑起来，我们像逗着玩似的一会儿玩，一会儿擦。过了几个星期，他说手湿的次数越来越少，擦的时间越来越短，也不怎么哭了。

维尼老师，孩子已经5周岁了，我不知道孩子为什么很任性，我和他讲道理，一点儿也不管用。有一次，我和孩子已经坐上一辆公交车了，孩子看到又来了一辆涂着他喜欢的颜色的公交车，当时我们坐的那辆公交车已经开走了，他却非要下车去坐那一辆，而且大哭大闹。他认定了一件事，如果我想让他改变一下，他就会感觉很痛苦，而且会坚持他的想法。若是在很多气球中选一个，他一定要选某种颜色的气球，如果拿不到那个他满意的气球，就不会选择其他的气球。

维尼：这不是任性的表现，孩子可能有强迫倾向，所以一定要某种颜色的气球，一定要坐某种颜色的汽车，这样孩子才觉得安心，否则孩子心里会很不舒服或很难受。妈妈要顺着孩子的想法来，先让孩子放松下来，不要强行纠正孩子的行为，否则会让孩子感到很紧张。

妈妈：谢谢您的提醒。这几天我一直对他比较威严，看来我又走弯路了。

维尼：建议多用淡化的思维去改变孩子的习惯性思维，可以经常向孩子渗透类似的想法，比如，其他颜色的公交车也不错，别的颜色的气球也挺好的，等等。

妈妈：看了您的文章之后，我总和他说颜色无所谓，都差不多，哪种颜色的气球都好看，他逐渐能够接受其他颜色的气球了。看来还是需要用这种因势利导的方法。

以下是另外一位妈妈的分享内容：

女儿处在秩序敏感期，有时我不小心把她的东西弄乱了，或者出门忘带了什么东西，她就会很不高兴。读了维尼老师的文章以后，我耐心地安抚她的情绪，会在事后改变她的认知："爸爸妈妈是不小心把你的东西弄乱的，弄乱了也没有关系，我们可以重新弄好。"刚开始她还是接受不了，后来慢慢有所改变了。前几天我和她一起出门，她把几本书忘在家了，刚开始紧张了一下，不过又说："算了，忘了就忘了。"

在 4 岁之前，孩子处在秩序敏感期，往往对环境布局有"刻板"的要求，对物品的所有权极度敏感，对做事情的顺序有预先设计和完美的要求。从表面上看，这类行为和强迫症状有些相似。父母需要先理解和接纳孩子的这类行为，然后逐渐淡化这类行为。大部分孩子的这类行为在四五岁后自然消失，如果刻板行为或仪式化行为还在持续，就要考虑是否属于强迫倾向了。以下是一位妈妈的分享：

孩子上二年级，对待学习过分认真，如果字写得不好，就会反复擦掉重写。听写时，孩子要求我连一个字都不能少报。早上起床时，孩子要我帮她穿衣服，我说让爸爸帮她穿，我需要赶紧上班，孩子不答应，非要我帮她穿。我帮她穿好了衣服，然后帮她收拾书包。她说老师要求带圆纸片，我剪好了，孩子说我剪得不好，非要我用碗盖画圈，画好了之后再剪好。我照做了，孩子又说我剪得不整齐，要我重新修剪。等到孩子要和我一起出门时，走到门口，孩子要和我拥抱一下，又觉得我抱得不好，又要我重新抱她。以前我觉得非常烦恼，总觉得孩子在折腾我，后来咨询了维尼老师才明白，孩子的这些行为类似强迫行为，这些行为往往是不由自主的，是不能自控的，我需要先理解和接纳孩子的这些行为。后来我总是顺应她的要求，孩子的这类行为明显减少了。

一个9岁孩子，在家期间，一天会洗四五次澡，妈妈觉得这样对皮肤不好，所以总是不让他洗。结果他反抗得很厉害，烦躁地哭闹。我了解了孩子的其他情况，他每天会洗好几遍手，要求把东西摆得很整齐。结合诸多情况，我判断孩子的表现可能是强迫症状，妈妈的制止会让孩子很难受，还会强化这种行为。

一个男孩有某些强迫症状，有时还会专门要求妈妈帮他做一些事情，比如，给他递一杯水，拿个东西，等等。这其实也是属于强迫症状。妈妈按照他的要求做了，他才觉得放心舒服，才觉得能有好运。妈妈理解孩子之后，就完全按照孩子的要求做了。

学会接纳孩子的强迫症状

父母需要了解的是，孩子的强迫症状是不由自主的，是难以自控的。孩子出现强迫行为或思维时，往往需要做完或想完才觉得安心或舒服，往往需要做上几遍或想上几遍才觉得安心或舒服。如果此时父母去纠正或制止，孩子就会感觉难受或烦躁。

有一个外地的中学生在我这里咨询，他有一些强迫行为，在我之前咨询过当地的一位心理咨询师，那位咨询师建议父母每当孩子出现这些行为时就去提醒和制止，结果导致孩子烦躁，脾气大，强迫行为越来越严重。后来，我建议父母完全接纳孩子的行为，不去干涉，建议孩子暂且带着这些症状去生活，想做就做。在后期的咨询中，我把主要精力放在改善亲子关系、调整孩子的性格、调节孩子的情绪、减轻学习压力等方面，强迫症状后来在不知不觉中消失了。

孩子如果在父母的影响之下，无法接纳自己的行为，很想摆脱却摆脱不了，就更容易烦躁或难受，容易形成"反强迫"，就容易让强迫症状变得更严重。以下是一位妈妈的分享：

　　我儿子每天早上会花十几分钟来整理床铺，如果看到被子有一点儿褶皱就会觉得难受。我想强行纠正孩子的行为，结果孩子觉得自己总去做无意义的事情很不好，开始变得更加焦虑，压力增大。后来孩子必须把台灯放在桌子的正中间，必须把椅子摆在桌子的正中间，强迫症状更严重了。

　　即使没有父母的影响，孩子也可能因为不接纳症状而形成"反强迫"。所以，父母最好适时帮助孩子淡化此事，可以这样告诉孩子："这只是一个不好的习惯，没关系，想做就做，花不了多少时间，没什么大不了的。"孩子的强迫症状如果不大严重，对生活的影响不大，那么确实算不上什么大问题。父母这样的安慰和淡化是符合事实的。在我自己有强迫症状的那些年，我因为能够接纳自己，所以能与强迫症状和平共处，负面影响并不大。

　　有一个 10 岁女孩，强迫动作比较多。比如：关灯时先要用左手碰一下，再要用右手碰一下，然后要用两只手同时碰一下；看电视时，必须说两三遍某句话。孩子为此很苦恼。妈妈刚开始看到孩子的这些动作时很着急，会忍不住训孩子。后来我建议妈妈接纳孩子的这些动作，告诉孩子这些动作没什么大不了的，想做就做。孩子逐渐放松下来，自己做动作的时候会说："没事儿，就是闹着玩。"这样没有了"反强迫"，心情变得放松了，动作也减少了。

　　强迫症状有可能逐渐改善或者消失，只是往往需要一定的时间，也许需要几个星期或几个月，也许需要几年。父母要完全接纳孩子的行为，用合理的方式应对，慢慢等待症状的改善。

注重调整孩子的情绪

对于抽动症和强迫症的康复来说，保持良好的情绪状态都是很重要的。父母需要关注孩子的情绪，如果能让孩子变得放松或平静些，孩子的相关症状往往就能减少。

一个初中男生存在某些学习障碍，写作业比较困难。父母以前对孩子的学习成绩过于执着，经常逼他学习，冲他吼叫和打骂。孩子的情绪变得很糟糕，几乎没有笑容，逐渐出现了一些强迫症状。比如：对于一个话题，他会翻来覆去地说个没完；审题时，他会反复读好几遍；写字时，他要求自己写得很完美，以至于写作业特别慢；在学校时，洗手会花很长时间。后来父母终于认识到健康和快乐比学习更重要，完全放下了对孩子学习的要求，让孩子休学三个月，经常带孩子出去玩，孩子的情绪状态好多了。父母并没有采取其他措施，孩子反复说一个话题和反复洗手的行为自然消失了。

一个男孩上初中时存在一些强迫行为，后来读了职业高中，压力大大减轻，心情变得放松和舒畅，那些强迫行为变得不大明显了，甚至自然消失了。

上面的两个例子说明，只要孩子的压力变小了，强迫症状就有可能自然减轻或消失。不过这两个例子属于特殊情况，大多数孩子在学习上是有压力的。

为了让孩子的情绪变得平静放松些，父母应当改善家庭教育方式，建立良好的亲子关系，调适孩子的性格，减少孩子的压力，适时帮助孩子解决学习困难，及时疏导孩子的情绪，这与改善有抽动症状的儿童情绪的方法相似。建议父母学习"顺应心理家教法"，从多个方面改善孩子的情绪和感受。

改变与强迫症状相关联的认知

强迫症状的根源往往与认知有关，所以有必要改变与强迫症状相关联的认知。在咨询中，改变认知有时可以取得不错的效果，相当于釜底抽薪。父母可以学习改变认知的方法，在生活中慢慢对孩子进行渗透。

下面我分享一下咨询中曾经取得成功的认知改变方法。不过每个孩子的情况都有所不同，父母需要根据孩子的具体情况，选择适合的认知改变方法。

（一）洁癖

洁癖行为包括反复洗手、长时间洗澡、对什么东西都要消毒、不能忍受碰到脏的东西等。与这些行为相关联的认知是过于在意干净或卫生，对"不卫生"的坏处过度夸大。此时，可以告诉孩子不必过分追求干净和卫生，少量接触细菌、病菌有好处，相当于给身体打了"疫苗"，能够增强身体的抵抗力，从而能够减少疾病的发生。

（二）过分要求整齐

有的孩子对整齐的要求过高，会反复整理书包、铅笔盒等物品，要求物品摆放整齐划一，要求床单很平整，要求将红领巾、鞋带系得对称。与此相关的认知是：整齐很重要，整齐是好的，不整齐是不好的。此时可以渗透新的认知：物品摆放整齐固然不错，但会像工业制品那样呆板，而物品摆放不整齐，或者不对称，或者有些乱，或者有些变化，则体现出艺术的气息，像艺术品，不用把物品摆放得那么整齐，把物品摆放得随意些，会有一种随心所欲的感觉，让人感觉更自由。

物品摆放不整齐，还有助于释放创造力。有的科学家的桌面是凌乱的，他们不追求整齐，这代表他们不会被条条框框所束缚，容易释放创造力。另外，他们不拘小节，有利于把精力放在更重要的事情上，这是他们成功的原因之一。

有个孩子要求上下相邻的两行字对应得很整齐，可能觉得这样更好看。我让孩子看看书法作品，好的书法作品一般来说不会显得整整齐齐，布局往往比较灵动，字与字之间讲究错落有致，这样更有艺术感。孩子觉得我的话有道理，对两行字是否对齐就不大纠结了。

（三）写字时反复描或擦

有的孩子对写字的要求过高，会反复描字，或者觉得不满意时反复擦掉重写。父母可以引导孩子降低对写字的要求，告诉孩子如果时间比较紧张，就不必反复擦掉重写，尤其是作业比较多的时候，不必把每个字都写得那么工整，只要能看清楚或不难看就行，考试时把字写得工整些就可以了，平时不必要求这么高，差不多就可以了。

这种行为往往有更深刻的认知根源，比如，孩子过于在意学习，过于在意成绩，对自己学习的要求过高，等等。父母和孩子都需要放下对成绩的过度执着。

（四）仪式性动作

有的孩子会做一些仪式性动作，其根源可能是没有安全感。如何获得安全感呢？一方面，要从改变家庭教育方式入手，如果父母按照"顺应心理家教法"的理念来与孩子相处，孩子就能逐渐感觉到幸福，获得安全感。另一方面，有的孩子总担心有不好的事情发生，这也是缺乏安全感的表现。一个初三男生就是这样，咨询时，我通过以下两个方面来改变孩子的认知：

第一，不好的事情也包含好的方面，或者经过努力可以转变成好事。比如：考试成绩不理想，可以暴露出学习中存在的问题，可以针对问题加以改进，这也是好事；如果考上了普通的高中，在普通高中做"鸡头"就有可能比在重点高中做"凤尾"更好。孩子如果认识到不好的事情也包含好的方面，就不会总担心不好的事情发生了。

第二，发生不好的事情很正常。谁也无法避免不好的事情的发生。不好的事情即使真的发生了也没什么，不必过于担心，"车到山前必有路"，肯定有应对的办法。遇到不好的事情时，努力之后，可以对结果顺其自然。经过多次这样的交流，他的仪式性动作基本上消失了。

（五）过度担心

有的孩子总是担心某些事情，会反复想个不停，也可以通过改变认知来改善。可以这样改变孩子的认知：如果孩子担心发生很严重的事情，那么其实一般不会发生，一般是没问题的，实在有问题就听天由命。孩子对未来担忧，其实没有必要提前想那么多，"车到山前必有路"，到时候再说往往也来得及。我帮助过几位总爱担忧的孩子，孩子接受这些认知后，效果挺不错。具体参考本书第五章第二节中的文章《如何面对担忧的情绪》。

（六）过度追求完美

有一个男孩总会忍不住去抠腿上的伤口或结的痂，结果伤口越来越大。孩子为什么会忍不住抠呢？孩子说他看到皮肤上有不完美的地方就觉得很难受。我建议他这样改变认知：男孩有疤痕，有结痂，其实显示出了男子汉气概，也挺好。他看到手上有倒刺也会很难受，总是忍不住去揪或咬掉，这往往也是因为他过度追求完美。我建议他这样改变认知：其实手上有倒刺显得不完美很正常，如果很完美反而是不正常的。他慢慢接受了这样的认知，好了很多。

需要注意的是，在孩子表现出强迫症状时，父母不要马上对孩子进行渗透，因为那时孩子听不进去，也容易烦躁，最好等孩子心情平静时再进行渗透。

改变孩子的认知，有时会取得不错的效果。有的孩子和我交流之后，很快就改变了。有的孩子不是那么容易改变，需要长时间渗透和耐心等待。

　　一个初中女生有一段时间会反复扎辫子，因为她总觉得扎得不完美。妈妈告诉她已经扎得很不错了，但她仍然觉得不满意，还要重新扎。孩子出现了强迫的倾向。我建议妈妈一边顺应孩子，一边适时温柔地说："扎得差不多就可以了，没什么关系，其实别人并不大注意。"过了几个月，孩子的这种行为不知不觉地消失了。

　　改变认知是改善强迫症状的一个重要方法。不过，每个孩子的情况都是不一样的，不同孩子的强迫症状看起来相似，背后的认知可能有所不同。有的孩子的认知比较简单，有的则根深蒂固。上文提供的认知改变方法仅作为参考，咨询时，我这样劝说后，孩子的情况各有不同：有的孩子有了立竿见影的效果；有的孩子见效却很慢，需要长时间等待；有的孩子则没有多少效果。

　　有个孩子总要对取回来的快递长时间消毒，我向孩子渗透了"不必过分追求干净和卫生"的认知之后，孩子很快就不再长时间消毒了。另一个孩子总觉得几个同学很脏，自己的书包被他们碰到了，孩子就会难受很久，我向孩子渗透了上面这个观念，但没有产生多少效果。也许孩子原有的认知已根深蒂固，也许孩子厌恶脏的感受已经变成本能反应了。关于不必把物品摆放得过于整齐的观念，我对几个孩子进行渗透之后，有的孩子很快就取得了效果，有的孩子的转变则需要较长时间。有一个五年级男孩总是过于关注成绩，经过好几个月的渗透，才逐渐淡化对成绩的关注。

　　另外，孩子出现强迫症状可能与家长有关系。如果家长过于在意干净、卫生、整齐，或者要求过高，或者追求完美，那么需要改变认知的就不仅仅是孩子了。一方面，家长如果有上述特点，就难以自然地随口说出淡定的话语来；另一方面，如果家长不和孩子一起改变，那么效果往往不理想。如果家长一边和孩子说"不必过分追求干净和卫生"，一边依然过于在意卫生，要想让孩子发生改变就比较困难。

以上介绍的认知改变方法都是针对某些具体的强迫症状的，对于其他的强迫症状，比如孩子过于追求完美、执着于某种标准等，家长可以向孩子渗透我提出的三种思维。

举个例子，一个8岁男孩非要妈妈按照他的要求来，妈妈一回家，孩子就要妈妈穿上睡衣。妈妈以前觉得孩子是在管控她，所以会拒绝孩子的要求，结果导致孩子发脾气。妈妈要理解孩子的行为可能属于强迫症状，应该接纳孩子的行为，可以暂且按照孩子的要求做，同时可以向孩子渗透这样的认知："让我穿，我就穿（顺其自然），没什么大不了的（很正常，没什么）。"孩子有时不让妈妈给姥姥打电话，妈妈也可以这样说："打就打，不打就不打，没什么大不了的。"每当遇到问题时，妈妈都用这样的态度来影响孩子，孩子逐渐变得不那么执着和纠结了。对于孩子的强迫症状，妈妈可以用类似的态度，可以和孩子说："想做就做，无所谓，没什么大不了的。"这样的认知渗透多了，孩子就不会那么纠结和执着，不会那么追求完美，慢慢就能改变强迫症的性格基础了。

适当进行自我克制

有的孩子可以通过改变认知来改善强迫症状，有的孩子改变了认知，症状还是没有得到改善，这可能是因为孩子的强迫思维或强迫行为已经成为习惯。在某种情况下，孩子会习惯性地想起某些事情，习惯性地产生驱动力，不去做某些事情就觉得难受。我建议，在认知已经发生改变、情绪比较放松平静的情况下，孩子可以尝试进行顺其自然的、循序渐进的自我克制。"循序渐进"的意思是指孩子在多数情况下不必克制，刚开始少量自我克制，后来逐渐增加克制的次数。"顺其自然"的意思是能克制住就克制，如果克制不住就去做，没什么关系。

我以前有过检查裤兜里的东西是否在的强迫行为，明明知道这样做没有必要，但还是会时不时地想起这件事情，就会忍不住去摸一下，检查东西到底在不在。后来我这样尝试自我克制：当想去摸的时候适当地忍一下，那时会觉得有些难受，马上转移一下注意力，去做其他的事情。我还会说服自己："一般说来，东西是不会丢的，即便丢了又有什么关系呢？"等那股难受劲儿过去了，就可能不想去摸了。后来，对于这类事情，我想起来的次数越来越少，过了一段时间，我不再习惯性地想起这类事情，这种强迫行为就基本上消失了。通过自我克制的方法，我的其他几种强迫行为也基本上消失了。

这种自我克制的方式更适合年龄大一些的孩子。从我个人的咨询经验来看，10岁以上的孩子有一定的自我克制能力。在与10岁以上的孩子沟通时，我会向他们提出自我克制的建议，有的孩子有了不错的效果。孩子进行自我克制的时候，的确会觉得有些难受，可以忍耐一下，或者深呼吸，或者转移注意力，过了一会儿，那股难受劲儿可能就过去了，自我克制就成功了。孩子即使还是想做那些动作，也不必勉强，做就是了。

父母如果想向孩子建议进行自我克制，那么最好在平时找个时间和孩子聊聊，而且要用"建议"的态度，而不要用"要求"的态度。至于孩子能否去实施自我克制，父母可以采用顺其自然的态度。这种克制应该是在孩子自愿、自发的情况下进行的。另外，父母给孩子的建议最好是让孩子"试着"去克制，而不是让孩子"尽量"克制。孩子在某个时刻出现了强迫行为，父母最好不要在那个时刻提醒，可以在事后偶尔温和地提醒一下，以免增加孩子的压力。

有的孩子年龄较小，无法做到自我克制；有的孩子不愿意进行自我克制，或者很少想起自我克制。父母要理解和接纳孩子，帮助孩子放松心情，适当改变孩子的认知，然后慢慢等待强迫症状的消失。自我克制不是必要的，有的孩子即使没有经过自我克制，强迫症状也有可能自然消失。

上述方法适合患强迫症的儿童，同样适合患强迫症的成人。

抽动症和强迫症之间的关系

抽动症和强迫症的病因往往有某些相同之处，比如性格因素、情绪基础等。有的孩子会出现抽动症和强迫症并发的情况；有的孩子只出现抽动症状，没有出现强迫症状；有的孩子只出现强迫症状，没有出现抽动症状。患抽动症的儿童出现了强迫症状，并不说明抽动症更严重了。

在抽动症和强迫症两种病症中，哪一种病症让孩子感受到的痛苦程度更高呢？这要根据具体情况来分析。一般说来，抽动症让孩子感受到的痛苦程度不高，有的孩子甚至觉得抽动症没有对自己造成什么影响。当然，如果抽动动作的强度高，频次多，孩子就会觉得疲劳或不舒服。一般说来，抽动症状比强迫症状更明显，更容易在外面引人注意，有可能给孩子带来更多的心理压力。如果孩子的强迫症状比较严重，孩子无法接纳自己，就会感觉比较痛苦。当然，如果孩子的强迫症状不严重，对孩子产生的影响不大，而且孩子能够接纳自己，就不会感觉到痛苦。

强迫症和抽动症会相互影响，主要通过情绪来体现。有的抽动症孩子会出现某些强迫症状。当父母制止孩子的强迫行为时，孩子会变得急躁，还会发脾气，有可能加重抽动症状。所以，接纳自己的强迫症状是很重要的，接纳之后，孩子可以心情平静地完成一系列强迫动作，这样往往对抽动症状没有多少影响。

抽动症和强迫症的康复模式有类似的地方，父母和孩子都需要学会接纳，都需要调节好情绪，家庭教育都需要相对宽松，孩子在放松平静的状态下都可以尝试通过自我克制的方法来改善症状。

一般说来，孩子在克制抽动症状时不会感觉不舒服。因为抽动动作往往只是一种习惯，孩子并没有必须完成一系列动作的欲望。孩子在克制强迫症状时，往往会感觉有些不舒服或难受，这是因为孩子有必须完成一系列强迫动作的欲望。

实例：孩子总是描字怎么办？

一个六年级女孩，表面上活泼开朗，实际上心思非常细腻，想得比较多。以前妈妈对孩子要求过高，过于严格，会因为孩子写作业的问题而发火。孩子从小就很重视学习，担心学习不好将来会有可怕的后果。孩子的抽动症状和强迫症状都比较明显，有时会大幅度抽动。孩子总是要求自己写字工整美观，在写作业或考试时，经常忍不住反复描汉字、数字或字母。有一段时间，孩子的情绪波动比较大，经常发脾气。

妈妈带孩子去很多医院问诊，吃药后没什么效果。在读了《顺应心理，孩子更合作》之后，妈妈改变了对孩子的态度，控制住了自己的情绪，学会了理解和尊重孩子，孩子的脾气慢慢变得好多了，基本上能接受妈妈的建议。

抽动症和强迫症的病因既包括家庭教育的因素，又包括孩子自身的性格因素和认知因素。到我这里咨询时，妈妈已经做得很不错了，所以我把咨询的重点放在孩子自身的改变上。

我建议妈妈为孩子争取一个宽松的学校环境。孩子因为经常描字，所以写字的速度比较慢，有时写不完作业，做不完考卷。我建议妈妈和老师进行沟通。妈妈沟通后，老师表示理解，不再对孩子的学习严格要求了，允许孩子少做一些作业，老师也很少批评孩子，有时还会安慰孩子。

对学习成绩的过度在意是孩子紧张、烦躁、焦虑的重要原因。她写得慢，经常做不完作业和试卷，担心自己的成绩不好，又怕同学笑话自己，又怕将来找不到好工作。针对这些问题，我和孩子进行了详细的交流。

第一，放下对"好大学"的执着。孩子虽然目前只上六年级，对将来没有很清晰的规划，但是对只有考上"好大学"才有好工作的想法很执着。我和她深入地探讨了这个想法，举了很多我了解到的例子，妈妈也列出了身边的例子。她逐渐明白，努力之后可以对成绩顺其自然，很多大学的差别没有那么大，适合自己的才是最好的，学习成绩对一个人来说没有那么重要，毕业后的竞争是综合素质的竞争，即使学习成绩一般，考不上"好大学"，将来也是有希望和前途的。

第二，减少因为学习成绩不好而产生的自卑。成绩只是一个人综合评价的一部分，现在看起来重要，但是在将来的用处可能没有现在那么大。她长得比较漂亮，体育成绩好，家庭条件不错，人际交往比较好，这些都是她的优势。

针对孩子写作业时比较烦躁的问题，我建议可以暂时变通一下，孩子口述，妈妈代替她写，然后逐步改成孩子在演草本上写，妈妈帮助抄在作业本上，然后逐渐过渡到孩子写一部分作业。要想改变孩子对作业的焦虑、恐惧情绪，就需要采用系统脱敏法，循序渐进地解决问题。

系统脱敏法是一个常用的方法，简单来说，就是先让孩子做相对容易做的事情，在父母的帮助下，孩子先适应较低的难度，等孩子适应之后再循序渐进地提高难度，逐步解决孩子的问题。

咨询之后的一天，孩子依然有些焦虑，不想写作业，也不想接受妈妈的帮助，同时还怕完不成作业被老师批评。孩子感到焦虑的时候，妈妈不宜勉强她，先要调节她的情绪。我建议妈妈带孩子出去骑一会儿自行车，在路上顺便开导她。回来后，孩子的情绪好多了，接受了妈妈的帮助，写了一些作业。第二天，孩子回家后的状态不错，在妈妈的帮助下很快写完了作业，不那么焦虑了。

孩子以前特别容易紧张，考试时看到别人做题快就会着急，公布成绩时会很紧张，老师批评别人时也会紧张，卷子写不完时也会紧张，写字时也会很紧张。针对这些问题，需要结合具体情况，对孩子一一疏导，告诉孩子大考的时间一般是够用的，别人做题快没关系，她按照自己的节奏就可以了，不用着急。接下来，我和她针对每一种紧张的原因，进行了具体探讨，在此不一一详述了。

孩子过于重视书写，可能源于低年级老师对书写的强调。我建议孩子可以这样改变认知：作业不多时，可以写得工整美观；作业很多时，需要加快速度完成作业，写得清楚就行，可以在平时有空的时候多练字。

两次见面后，孩子的抽动症状好了很多，不怎么发脾气了，亲子关系和亲子沟通都不错。在妈妈的帮助下，孩子能完成作业了。

后来，孩子在写不用上交的作业时能够做到不描字了，但在写需要上交的作业和考试时还会描字。孩子说写作业时很紧张，心会扑通扑通地跳。我发现她在做数学作业和写日记时也挺紧张的。孩子需要改变认知，可以在写日记时这样告诉自己："会写就写，如果遇到不会写的字，就用其他的字代替；一时想不起某个字怎么写，就想一想，不用着急，顺其自然。"可以在写数学作业时告诉自己："会做就做，如果遇到不会做的题，就暂时放一放，没什么。"孩子有时很着急，我建议孩子在感觉着急或者紧张时，可以停下来休息一下，玩一会儿，慢慢从着急或紧张的状态中走出来。孩子需要调整情绪，抽动症和强迫症的康复前提都是放松情绪。

孩子的情绪得到放松之后，我建议孩子尝试用铅笔写作业，产生了一些效果。这可能是因为孩子用铅笔写字比较流畅，而且用铅笔写作业时没有描字的习惯。

孩子描字的问题不可能一下子得到解决，孩子的情绪也时常出现波动。有一段时间，孩子一直放不下对学习成绩的执着，怕自己考不好，怕自己被别人笑话，特别希望自己像以前那样学习好。妈妈按照我的理念去慢慢引导孩子，让孩子逐渐接受顺其自然的理念，不用管学得好不好，作业能写多少就写多少，能学成什么样就是什么样，能考多少分就算多少分。妈妈降低了对孩子学习的要求，只要孩子能正常上学就满足了。

妈妈经常鼓励孩子的一点点进步。当孩子状态不好的时候，妈妈就带孩子出去玩。改变是一个曲折的过程，时常会有反复。经过两三个月的反复渗透，孩子终于放下了对学习成绩的执着，不再焦虑了，描字的现象和抽动的症状基本上消失了。

实例：如何从刻骨铭心的痛中走出来？

一个男孩同时出现了抽动症状和强迫症状，父母在我这里做了短期咨询，理解和掌握了我的理念和方法，学会了合理地与孩子相处，偶尔和我做了一些沟通，经过一年多的努力，孩子的症状基本上消失了。

孩子在四年级上学期出现了强迫症状，总是要把书本摆放得整整齐齐，对写字的要求过高，总是擦了又写，写了又擦。后来孩子又出现了抽动动作，写作业时尤其明显，会用力吸鼻子，手会不自觉地抓东西，如床单、衣服、裤子等，脚会在地上乱动，无法自控，偶尔会很烦躁，手乱动，脚乱踢。妈妈通过观察发现，抽动症状与情绪有关，作业多时，或者紧张烦躁时，抽动症状就比较多，放假时抽动症状就相对少。

孩子为什么会出现抽动症状和强迫症状呢？

我认为这主要与孩子的性格和认知有关。孩子的性格比较敏感，喜欢追求完美，手脱皮了，就会觉得不完美，总会去抠。孩子在学习上很自觉，成绩不错，名列班级前几名，过于看重学习，对自己的要求过高，学习压力大，学习竞争激烈，种种因素叠加在一起，孩子最终出现了反复擦写的强迫症状。

抽动症状和强迫症状会互相影响。孩子写字时总是擦了又写，写了又擦，会让他感到很烦躁，还会耽误时间，导致考试时做不完题，影响了成绩，这正是他特别在意和担心的事情。有一次考试，他没有写完作文，垂头丧气地哭了，说自己没用。他写作业也比较慢，在学校时无法按时交作业，在家里写完作业需要很长时间，这都让他感到很烦躁。负面情绪变多了，就容易加重抽动症状。

孩子的症状比较严重，症状改善的前提是大家全方位降低对孩子的要求，给孩子一个相对宽松的环境。父母先和老师沟通，请老师暂时不要对孩子作业的数量和质量做出要求，能写多少就算多少。以前老师会给孩子安排一些额外的任务，比如写稿件等，如今父母和老师协商了，老师暂时取消了这些任务。有时孩子心情烦躁，不想上学，父母就同意他在家休息几天。父母允许孩子适度玩手机，以便调节情绪，同时制订玩手机的规则，执行时有弹性。

孩子的父母读过我的书，基本上能够按照顺应心理的理念来与孩子相处，没有给孩子施加压力，但还需要进一步改善家庭教育的方式。

以前孩子看起来很乖，也很听话，也比较上进，但是出现抽动症状和强迫症状后有了不少变化，比如脾气比较大、不怎么听话、不怎么服从管教、爱玩电子产品、有些逆反、不怎么上进等。

孩子为什么会出现这些情况呢？一是抽动症状和强迫症状影响了孩子的学习意愿和学习状态，孩子的表现和成绩都退步了，这让孩子的情绪变差了；二是孩子本来就喜欢自由，喜欢电子产品，不喜欢被管教，现在只不过表现出了他真实的想法。所以，父母需要掌握更合理的处理方式。

孩子不想做家务，父母以前会训斥孩子。我建议父母可以适当提醒孩子做家务，然后顺其自然，没有必要训斥孩子，否则会让孩子感到烦躁。父母以前希望孩子早些睡，但孩子不听，父母劝得孩子心烦。我建议父母只提醒一两次就可以了，孩子偶尔晚些睡没关系。孩子不想吃饭，父母不必勉强。孩子有时对上学、读书、写作业、上视频课程有抵触的情绪，父母可以温和地劝一劝，如果孩子实在不愿意做，就稍等等看。

父母要学会进一步理解孩子。有一次，孩子很生气，对奶奶不够礼貌，妈妈觉得孩子不应该这样对待奶奶。其实孩子生气时有这样的表现是正常的，妈妈不必上纲上线。孩子看起来没有上进心，爸爸对此有些担心。其实孩子在状态不好的时候看起来不上进是正常的，等孩子的状态变好了，就可能变得上进了。

孩子自身也需要改变。我和孩子交流了几次。孩子想控制住抽动动作和强迫动作，但是常常控制不住，因此有些烦躁。我告诉孩子："在心情烦躁时控制不住是正常的，想做就做；心情好时，可以适当地尝试自我克制。"

孩子过于在意考试成绩。孩子觉得如果成绩不好，将来的生活质量就会很差，就会干苦力活儿，就会捡破烂，就会住破房子，这其实是父母以前常对孩子说的话。我和孩子聊了聊这方面的话题，我告诉孩子，其实很多大学的差别没有看起来那么大，适合自己的学校才是理想的学校，只要努力，不管有什么样的学历，将来都会有希望和前途。即使将来拿到的是大专文凭，也可以应聘公司文秘工作，没有父母说得那么糟糕。孩子似乎听懂了。当然，父母需要不断淡化孩子对成绩的过度执着。

针对孩子写作业容易烦躁的问题，我建议孩子一旦感到烦躁，就可以停下来玩一会儿，或者休息一会儿。孩子如果在烦躁的情况下继续写作业，就有可能变得更加烦躁。刚开始孩子并不能接受这种方式，还想继续写作业，后来逐渐释然了。

针对孩子写字经常擦掉重写的问题，我建议孩子尝试用中性笔写字，这样就不会像铅笔字那样容易被擦掉。孩子刚开始不大接受这种方式，经过慢慢引导才愿意改变，这样擦掉重写的情况比以前少了，但有时会用修正带改。

对于孩子要求写字过于完美的问题，我和父母一起改变孩子的认知：字写得清楚工整就行，不需要写得那么好看。小学低年级作业少，可以把字写得好看，但到了初中，作业量比较多，没时间写得那么好看，清楚工整就可以了。

孩子刚开始经常烦躁，我和父母采取了多种措施，孩子的心情逐渐变得平静些了，要求书本摆放整齐的强迫现象也减少了。

总体来说，孩子的情绪放松之后，强迫症状会自然得到改善。孩子还需要接受合理的认知，以便形成新的习惯性思维，这往往需要耐心的等待。

过了几个月，爸爸给我留言，内容如下：

维尼老师，孩子的抽动症差不多好了，我说一下自己的做法和体会，希望对别人有所帮助。

第一，我们没有着急，抱着努力之后顺其自然的态度，慢慢等待孩子的转变，从开始咨询到如今已经有三四个月了，给孩子充分的时间进行调整。

第二，在此期间，我们对孩子的生活习惯和学习情况放松了要求，多征求孩子的意见，给孩子提供建议，不强求孩子。

第三，孩子很喜欢和妹妹玩闹。我认为兄妹之间无忧无虑的玩闹能让他感到放松，是一剂良药。

第四，孩子和小伙伴们打了两三个月的乒乓球，适当的运动转移了对学习的注意力。输赢是常有的事，打球让他学会了看淡输赢。

第五，我们经常向孩子渗透维尼老师提出的三种思维，孩子逐渐变得淡定些了。

有一阵儿，孩子对写字的要求仍然很高，甚至会焦虑地低吼。我用系统脱敏法来尝试解决这一问题，也就是循序渐进地进行，先让孩子完成比较简单、轻松的任务，再逐渐提升难度和强度，孩子追求完美的情况有所改善。

到期中考试的时候，孩子把题目都做完了，成绩优良（我们对成绩没有要求）。考试前一天的晚上，我让他复习一下，他没有同意，反而玩起了游戏，我没有勉强他。我又给他减压，淡化对成绩的关注，让他对结果顺其自然。知道成绩后，他很开心。

又过了几个月，孩子的期末考试成绩挺不错。孩子在力争上游，我经常向他渗透"努力之后，顺其自然"的理念，我觉得维尼老师的这个理念很符合中庸之道。这几次的期中、期末考试前夜，孩子都对我说他不会像以前那样紧张了。孩子的抽动动作、发声、写字要求完美等现象都消失了，强迫问题基本上得到解决了。希望维尼老师能从孩子的案例中提取出好的理念分享给尚在苦海中的朋友们。只有经历过才知道，那种痛真的是刻骨铭心。

感谢这位爸爸的分享。

实例：放下对学习成绩的过度执着

一个高二女孩,从小聪明乖巧,比较懂事,很自律,也愿意守规则,学习成绩很好, 对自己的要求很高, 一直是大家眼里的好孩子。爸爸执着地要求孩子优秀, 经常告诉孩子学习成绩非常重要, 考上好高中和好大学非常重要。孩子也过于看重学习成绩,超乎寻常地努力,结果在初中就出现了抽动症状和强迫症状。到了高中, 学校管得非常严, 孩子感受到了很大的压力, 孩子的抽动症状和强迫症状逐渐严重。

高二的时候, 学习的难度有所增加, 孩子的成绩有所下降, 孩子的压力更大了, 经常处在烦躁和焦虑的状态中, 频繁眨眼和摇头,后来全身都在动, 有时不停地转头, 扭脖子。孩子还出现了强迫思维, 有时想到一个问题, 就会一直反复地想下去, 根本停不下来。孩子还出现了强迫动作, 比如反复整理书包、衣服、床单等。后来去医院就诊, 用药物治疗, 吃了两个月的药, 孩子的目光变得呆滞,神情变得木讷, 状态更糟糕了, 后来逐渐停了药物。抽动症和强迫症对孩子的学习产生了很大的影响, 父母决定让孩子休学一年。孩子爸爸找到我，做长期咨询。

强迫症和抽动症虽然有所不同，但是要想得到改善，都需要保持相对平静、放松的情绪状态。孩子需要一个宽松的家庭环境。孩子出现问题与父母有一定的关系，妈妈比较敏感脆弱，爱焦虑，爱担忧，爸爸比较强势，教育方式存在问题。不过，在读了我的书之后，孩子的父母学会了顺应孩子，放松了管教。我和孩子的父母进行了交流，帮助他们放下过多的担忧，放下对学习成绩的执着。他们逐渐想开了，认识到健康比学习更重要。妈妈学习了我书中的三种思维，情绪逐渐稳定下来了。

孩子即使休学在家，也想继续学习。有的专家建议孩子停下所有的学习活动，远离电子产品，但是我认为没有必要这样，孩子只要愿意，就可以正常学习。孩子继续上网课，参加音乐培训。

孩子的情绪需要得到疏导，我和孩子进行了多次交流。首先，我告诉孩子我曾经有过抽动症、强迫症，告诉孩子我当时的行为和感觉，比如某些强迫行为，如果想做的时候不做，就会感觉有些难受，做了之后才感觉舒服，她深有同感。其次，我告诉她强迫症和抽动症不像传说中那么可怕，是可以慢慢得到改善的，但是在短期内不会消失，会跟随她一段时间，比如几个月、一两年等，所以要接纳它们，要把它们当作自己的一部分，尽管它们会影响学习的效率，但是她还是可以继续学习的。孩子只要接纳了强迫症和抽动症，就会变得放松平静些，这是好转的第一步。

她特别希望考上一个好大学，这个想法根深蒂固。我和她对此进行了多次讨论。我列举了很多从不同大学毕业的大学生就业、发展的事例，告诉她不同的大学虽然有一定的差别，但是对于将来的就业、发展来说，这些差别并没有想像中那么大。不管从哪个大学毕业，将来都有机会。大学生活只有三四年，每个人都需要终身学习，所以大学时光占的比重并不大。未来的人才竞争是综合素质的竞争，而学校学习只占其中的一小部分。她若有所悟，学习压力有所减轻。另外，她还有其他的思想困惑，这些困惑对她的情绪也造成了影响，我与她一一进行了讨论。聊过之后，妈妈说孩子的情绪变好了。

父母的改变不是一蹴而就的，需要多次交流。结合生活中遇到的事例，我和父母讨论该如何理解孩子，该如何处理某些事情。后来父母有了很大的改变，不再对孩子那么焦虑了，和孩子相处得越来越好。

孩子的情绪逐渐变好了，抽动症状和强迫症状也变少了，这时我建议孩子尝试进行自我克制。在放松的状态下，孩子可以偶尔尝试克制一下抽动，同时配合深呼吸和转移注意力来放松心情。孩子能克制住抽动当然好，即使还是想抽动也没关系，顺其自然。

对于强迫动作，孩子也可以尝试进行顺其自然的、循序渐进的自我克制。只不过克制时有可能感觉到难受，此时最好转移注意力，等待难受的劲儿过去。即使克制不成功，也没关系，那就完成强迫动作。对于强迫思维，也可以尝试进行克制。想了几次之后，可以这样告诉自己差不多就行了，用这种方法尝试停止继续想。即使克制不成功，也没关系，顺其自然。孩子试着去做，不久就有了不错的效果，有了很大的进步。

孩子经常会担心很多事情，我教给她一些克服担忧的方法。

对于严重问题的担忧，我建议她可以这样想："一般不会出问题，万一出现了问题就听天由命。"对于没有发生的事情的提前忧虑，我建议她可以这样想："车到山前必有路。"也可以这样想："兵来将挡，水来土掩。"也可以这样想："到时候再说。"她感觉效果还不错。

通过以上的综合措施，孩子的家庭氛围越来越宽松，孩子的心态也越来越平和，自我克制的效果也越来越好。过了一段时间，不抽动、不反复检查、不反复思考成为孩子新的习惯，孩子的症状基本上消失了。

实例：孩子的抽动症状和强迫症状好多了

一位妈妈在我这里咨询，她介绍了孩子的情况，具体如下：

4岁男孩，聪明好学，也懂事，语言表达能力强，思维活跃，但是比较敏感，情绪变化快。从3岁起，孩子就容易焦虑，胆子比较小，总怕自己的东西被人拿走，看到动画片中的某些情节时会害怕，还会担心死亡的问题。

两三岁时，孩子出现了一些比较特别的行为。比如：每次上电梯时，必须由他来按按钮，如果别人按了按钮，他就会哭闹，或者要求换坐另一个电梯；在小区里玩时，大家必须按照他指定的路线走，否则他就要求大家重新走一遍；开车去某一个地方时，必须按照他的要求直行或拐弯。爸爸遇到上述这样的情况时，会打压孩子，会训斥孩子不讲道理，有时会狠狠地骂孩子一顿，结果以孩子大哭收场。

三岁半时，孩子出现了一些抽动症状，包括肢体动作、频繁眨眼等，抽动动作会不断变化。感冒或咳嗽也容易引发抽动症状。

孩子以前很乖，也很听话，很小就会独立吃饭穿衣，基本上不用大人操心，也很会说话，受到老师和亲友的喜爱。从出现抽动之前的大半年开始，孩子的脾气变得暴躁和逆反。

孩子的某些行为与强迫症状类似。当然，孩子的年龄比较小，这些行为也可以被称作秩序敏感期行为。这与孩子追求完美、爱紧张、爱担心、爱焦虑的个性有直接的关系。父母最好先顺应孩子，按照孩子的想法来，不要强行纠正孩子的行为，否则孩子会感觉很难受，还有可能强化症状。

得知儿子抽动后，妈妈读了我的书《顺应心理，孩子更合作》，明白了改进家庭教育方式的重要性。妈妈开始发自内心地理解和体谅爸爸，如今父母不再吵架，也经常拥抱彼此，经常沟通聊天。父母开始改变对孩子的态度，常常温和地与孩子谈心，孩子也愿意和妈妈倾诉。父母每天都带孩子出去运动，对孩子的限制也变少了。爸爸也在做出改变，很少训斥孩子，只是偶尔语气比较凶。孩子逐渐变得开朗了，每天放学后都和小朋友在外面玩得很开心。老师说孩子在幼儿园变得更敢于表达了。不过，孩子还是想得多，爱焦虑，爱担心，胆子小，睡眠不好。

如何改善抽动症状和强迫行为呢？

父母要接纳孩子的行为，不要制止孩子的行为。爸爸以前总是和孩子对着干，会让孩子更加难受，还有可能强化症状。

父母需要改变孩子的认知。父母可以在事后随口说一句："想自己按电梯按钮就自己按，没关系。即使是别人按按钮，也无所谓，没什么。"父母可以把这样的思维传递给孩子，有助于减少孩子的强迫行为。

父母还要改善孩子的情绪，这很重要。孩子的情绪变好了，强迫症状和抽动症状就会自然减少。父母多向孩子渗透我提出的三种思维，能够帮助孩子坦然面对困难和挫折。

孩子总是想赢怕输，跑步时不想让其他人追上，玩游戏时只想自己赢。父母可以向孩子渗透这三种思维，帮助孩子淡化那些想法。

孩子在画不好画、堆不好积木时会发脾气。我建议妈妈可以和孩子一起画画或堆积木，可以故意画得不好或堆得不好，然后自己念叨："很正常，没什么大不了的，做得不好就不好吧！"孩子慢慢就学会了这三种思维，如果能把这几句话变成自己的口头禅，就更好了。

在生活中，父母可以随时向孩子渗透这三种思维。有一次，买面包的时候，孩子手里的面包盘子掉在了地上，孩子看起来很紧张。后来他说担心卖面包的阿姨会批评他，妈妈说："其实阿姨并没有批评你，还给你拿了个新盘子，是吧？"他说是的。妈妈说："你看这没什么大不了的，对吗？"他点点头。

这位妈妈说：

前些天，孩子对我说一件事，说到一半时，想不起来后面的结果了，就开始发脾气，要让我帮他一起想，非要我帮他想出来。我耐心地和他聊了一会儿，让他玩会儿手机，他才忘了那件事。事后我对他说："想起来就想起来，想不起来就想不起来（顺其自然），没什么大不了的，不用着急，无所谓的（很正常，没什么）。"我经常在这类事情上向孩子渗透这三种思维，他慢慢变得不急躁了，也会学着说："没什么大不了的，就这样吧！"

以前父母对孩子表扬过多，这让孩子对自己的要求过高。孩子觉得自己应该做得更好，做得不好时就容易焦虑，发脾气。所以，父母的表扬要具体，要实事求是。

孩子出现强迫行为与外公外婆有一定的关系。外婆的控制欲比较强，经常限制孩子，还喜欢包办孩子的事，尤其喜欢催促孩子，外婆自己也有轻微的强迫症、焦虑症。外公特别爱干净，过分讲究卫生。两个老人特别注重孩子的卫生，要求孩子的所有物品都干干净净的。孩子的妈妈在青春期也曾经有过强迫症，后来自愈。妈妈和外公外婆进行了沟通，让他们尽量放手，少限制孩子，让孩子按自己的节奏做事，不要过于讲究孩子的卫生，以免加重孩子的担心情绪。

孩子在慢慢进步。以下是我和这位妈妈的交流内容：

妈妈：孩子看到我没有给他做他想吃的大米稀饭，而是做了黑米稀饭，着急地哭了，一边责怪我，一边要我马上重新做大米稀饭。我想起维尼老师建议在孩子情绪不好的时候可以转移注意力，就让他吃平常不让吃的榨菜。他终于不哭了，喝了稀饭。

孩子最近还是会发脾气，不过持续的时间比较短。孩子有时会不讲理，有时会做恶作剧，看似无理取闹。我一直记着维尼老师说的话："理解，理解，再理解，先接纳孩子的脾气，这没什么大不了的。"我按照维尼老师的建议做，结果孩子的心情很快就变好了，孩子如今的睡眠质量比以前好很多。

孩子这几天的情绪挺不错，很少发脾气。我和老公都是在严厉的家庭教育下长大，我们以前对孩子也很严厉，不懂得变通。如今我和老公都在转变，老公的变化也挺大，对孩子更耐心了。

儿子最近会咬衣领，咬手指，他说幼儿园老师不让他咬，我告诉孩子："这没什么，你咬衣领并没影响到其他人，你过段时间就可能不愿咬衣领了。老师提醒你是为你好，所以不必在意。"孩子就释然了。今天幼儿园老师告诉我，老师提醒他不要咬衣领，他回答妈妈说没关系的，以后就不咬了。这说明认知渗透是有效果的。

最近孩子的情绪越来越好，基本上没出现什么动作了，只出现一个把食指放进嘴里的动作，在他想问题或感到紧张着急时出现。我对此淡化处理，当作没看见。

昨晚孩子睡着以后，我和老公因为孩子的事吵得很凶，结果把孩子吵醒了。虽然我们当时就和好了，但是有可能给孩子造成了心理阴影。我感觉自己快崩溃了，感觉之前的努力都白费了。

维尼：只吵一次，问题不大，不用放大吵架产生的影响，没那么严重。

妈妈：老公这几天一直在照顾孩子，积累了一定的情绪，昨晚训了孩子几句。我受到老公的影响，情绪变差了，我对孩子的态度也不好。孩子昨晚睡觉有些不踏实，我后悔了一晚上。

妈妈几天后反馈：维尼老师，这两天孩子并没有出现大的情绪波动，虽然发了几次脾气，但是仍在可接受的范围内。我确实放大了吵架产生的影响，过于担心了。我和老公经过这次吵架，都更加体谅和理解对方了，坏事变成了好事。

实例：改善教育，淡化强迫

一个 10 岁男孩，在他小时候，父母去外地出差半年，等父母回来后，孩子经常黏着妈妈，总对妈妈说："妈妈，你不会再离开我了吧？"孩子每天晚上都要检查大门是否关好，检查煤气灶的阀门是否关上。这属于强迫症状，还不能称之为强迫症。这与离开妈妈较长时间造成的不安全感有关。

孩子从小比较顽皮淘气，幼儿园老师总是批评孩子，回家后妈妈会继续批评孩子，爸爸有时会打孩子。后来，孩子经常观察父母的脸色，担心父母生气。四年级时，孩子的脾气变得暴躁，爱生气。后来，孩子喜欢上了手机游戏。有一次，孩子玩游戏到很晚，妈妈把手机摔了，爸爸也打了他一顿，他的脾气大爆发，和父母闹得不可开交，说父母都不爱他。从那以后，他就出现了抽动症状，比如眨眼、发声等，儿童医院诊断为抽动症。后来，孩子和父母发生过多次冲突，孩子经常会因为一些小事而变得烦躁和崩溃。孩子能对一件小事记很久，特别敏感，缺乏安全感，心事很重。妈妈刚得知孩子患上抽动症时几近崩溃，后来读了我的书《顺应心理，孩子更合作》，才找到了方向。妈妈按照我的方法和孩子相处，孩子很快就有了好转，妈妈的心情才逐渐稳定下来。对于有些问题，妈妈不知道该如何处理，有时控制不好自己的情绪，于是来找我做咨询。

孩子写作业有些磨蹭，妈妈很着急，经常为此发生冲突。爸爸也会责怪孩子，还和妈妈一起训斥孩子。面对有抽动症状的孩子，父母最好不要一起训斥孩子，否则会给孩子带来更大的压力，让他感到更加委屈和烦躁。孩子的情绪找不到出口，有可能让抽动症状加重。此外，我告诉父母，写作业是孩子自己的事情，孩子没有完成作业，老师自然会批评孩子，孩子会有所考虑的。父母采取了相对淡定的态度，提醒孩子几次之后就不再说了，让孩子意识到了写作业是自己的事情。另外，我建议父母不要给孩子布置额外的家庭作业，孩子写完作业以后可以尽情地玩，让孩子体会到早完成作业的乐趣，也能帮助孩子养成早完成作业的习惯。孩子有时不爱写作业，也许是觉得题目难，妈妈可以适当地给孩子辅导讲解，让孩子写作业变得轻松些。这些方法同样适合普通孩子，在我的另一本著作《顺应心理，孩子更合作》中有更详细的讲解。采取这些方法之后，孩子完成作业的情况越来越好，妈妈的心情也越来越轻松。

对于孩子反复检查大门和煤气灶阀门的强迫行为，我建议父母先顺应孩子的情况，反正这些行为并不会对孩子产生多少影响，也耽误不了多少时间，想检查就检查吧，至少不会因此而产生亲子冲突。此外，孩子的强迫行为与缺乏安全感有关，父母在家里和孩子温暖相处的时间越长，孩子的安全感就越强，就越有助于问题的解决。过了一个月，虽然孩子还是会去查看大门和煤气灶阀门，但是父母已经觉得这没什么大不了的，不再去管他了。

　　孩子有时会与老师和同学发生矛盾和冲突，以前妈妈总是先批评孩子。我建议妈妈和孩子沟通时先要理解和肯定孩子，因为孩子的行为往往是有原因的，妈妈要站在孩子的一边，帮助孩子宣泄情绪。等孩子平静之后，妈妈再让孩子学着理解别人，并给孩子一些可行的建议。妈妈这样做了，孩子遇到事情之后，就不像以前那样容易郁闷和烦躁了。

　　针对孩子的性格特点，我建议父母结合具体事情，向孩子渗透我提出的三种思维。父母先要学会这三种思维，变得淡定了，才能够自然地向孩子渗透。过了一个月，孩子就变得不那么爱生气了，即使有一点儿小脾气，也很快平复了。妈妈后来向我反馈，她按照我说的方法，只要孩子不触犯底线，她经常对孩子说："没什么大不了的。"最近孩子参加了一个活动，妈妈原以为他会因为得了第二名而有情绪，孩子回家后竟然告诉妈妈，有个小朋友哭了，因为没得到冠军。妈妈问孩子有什么感觉，孩子说没什么大不了的，虽然没得到第一名，但是学到了很多东西。看来妈妈平时向孩子渗透这三种思维是有效果的。

　　以前爸爸不大管孩子的教育，回家以后总是玩手机，不大理会孩子。孩子怀疑爸爸是否爱他，我劝爸爸更多地参与到对孩子的教育中。爸爸按照我的建议做了。

　　就这样，父母解决了孩子写作业磨蹭的问题，亲子冲突减少了，这对父母和孩子的情绪都有好处。孩子的性格有所改善，亲子沟通变得有效，孩子的不良情绪也在减少。一家人亲密相处，让孩子感觉到了家庭的幸福。孩子的心情变得越来越放松，情绪也越来越正常。

一个月后，妈妈告诉我，最近孩子的状态挺好，眼睛不眨了，发声也很少了，各科学习成绩都有所提高。

抽动症和强迫症的康复思路都是让孩子的心情得到放松，让孩子的情绪得到改善，让亲子关系得到改善，让孩子的性格得到改善。

发声性抽动的康复

孩子为什么会发声呢？通过和一些孩子的交流，我发现与发声直接相关的主要因素是令人不舒服的情绪。有的孩子因为紧张焦虑而发声，有的孩子因为担心害怕而发声，有的孩子因为兴奋而发声，有的孩子因为烦躁而发声。孩子在上述的情绪状态中不由自主地发声，能起到宣泄情绪的作用。我建议，为了促进孩子发声康复，父母要以孩子的情绪为线索，找到产生情绪的原因，比如，家庭教育方式有问题，或者孩子自身性格有问题，或者外界有压力，等等。找到产生情绪的原因后，再寻找具体的方法去解决这些问题。只要孩子的情绪好转，发声问题就有可能慢慢得到解决。

总体来讲，发声的康复方法与抽动动作的康复方法基本相同，父母都要先理解和接纳孩子，然后从家庭教育方式、孩子的心理与性格、学校因素、生理因素等方面找原因，再想办法改进。父母有时需要帮助孩子解决实际的问题，比如写作业有困难等。在孩子的情绪变得比较放松平静之后，可以让孩子尝试进行顺其自然的、循序渐进的自我克制，逐渐形成不发声的习惯。

孩子如果在课堂上发声，就有可能影响他人。父母需要和老师沟通，让孩子得到老师和同学的宽容与理解，同时需要帮助孩子减少因此而产生的心理压力。

本章的几个案例再现了发声、抽动动作和强迫症状的康复过程。

实例：妈妈改变了，发声就消失了

有一个初一男孩，从小学一年级开始出现抽动动作，到了六年级上学期，在家发声非常响亮，连楼下的人都能听见，孩子在外面和小朋友一起玩时发声也很明显。妈妈毕业于名牌大学，对孩子的学习要求非常严格，一直很焦虑急躁。如果孩子的抽动症状稍有好转，妈妈就希望孩子多学习一会儿，就会强行要求孩子学习，经常因为小事和孩子吵架。

妈妈从暑假开始找我咨询，我一直没有和孩子直接交流过。在咨询之初，我帮助妈妈放下对抽动过多的担心，除此之外，我很少提到有关抽动症状的问题。我劝妈妈放下对孩子学习的执着，建议妈妈对各种可能出现的结果顺其自然。我告诉妈妈，孩子不管将来选择哪条发展道路都有希望。慢慢地，妈妈对孩子的学习不再那么焦虑了，不再要求孩子多学习一会儿。另外，我建议妈妈在日常生活中多满足孩子的要求，和孩子约定好玩手机的规则，但在执行时要有弹性，以免和孩子发生矛盾或冲突。

经过一段咨询，妈妈改变了不少，但是孩子还是会对妈妈发脾气。我注意到妈妈的语气中总是带着焦虑，这容易让孩子感到烦躁，但妈妈从来没有意识到这一点。经过我的提醒，她的语气变得好多了。另外，我建议妈妈经常照照镜子，如果看到自己的脸色不好看，就及时调整情绪。

三周之后，孩子发脾气的现象慢慢减少了，和妈妈的关系也变好了。我并没有针对发声的问题和妈妈进行探讨，孩子的发声现象便消失了。

实例：如何逐步减少那些"怪声"？

一个初二男孩在我这里咨询，他发声的情况比较严重，会在课堂上、家里、外出聚会时发出响亮的怪声。我和孩子进行了交流，发现孩子往往是在感到紧张、焦虑或压力大的时候发声。孩子说当时感觉紧张焦虑，发声以后会感觉舒服些。

在学校发声会引起同学的关注，大家会向他投来奇怪的目光，以为他在故意捣乱，甚至会嘲笑他。有的老师认为他应该控制住自己，会批评他，甚至让他罚站。这让孩子感到更加紧张，压力也更大，孩子会担心自己因为发声而被嘲笑或批评，结果变得更加焦虑，发声更频繁，形成恶性循环。

此时，只让孩子别在意或看淡外界的压力是不够的，妈妈需要帮助孩子减少外界压力。我建议妈妈和班主任老师进行沟通，告诉老师孩子发声是抽动症的症状，孩子知道发声不好，也想控制自己不发声，但是难以做到自控，而且孩子越是感到压力大，就越是容易发声，所以希望老师和同学们多多理解和宽容孩子，为孩子创造一个宽松的环境，这样有助于孩子减少发声。老师很善良，表示能够理解孩子，在班上和同学们说了孩子的情况，希望同学们能理解和宽容孩子。另外，老师单独和几个经常嘲笑孩子的同学解释了一下。妈妈趁同学们上篮球课的时候去了学校，给同学们买了爱喝的饮料，和同学们聊聊天。同学们都夸妈妈真好。妈妈和几个经常嘲笑孩子的同学做了解释，那些同学都表示会理解孩子。妈妈这样做拉近了孩子和同学们之间的关系，从此以后，嘲笑孩子的同学就明显变少了。

历史老师以前因为孩子发声而让孩子罚站，如今还会在课堂上说："你如果发声就去办公室，不要在这里影响大家。"因为压力大，孩子在历史课上发声最多。所以我建议妈妈单独和历史老师沟通此事，争取得到历史老师的理解和支持。妈妈这样做了，帮孩子消除了大部分因为发声而产生的外界压力。

我问孩子在上课的什么时候会发声，他说会在老师提问时发声。我分析，他担心自己回答不出来或答错了，内心感到紧张才发声。我建议妈妈和各科老师都沟通一下，请求老师们暂时不要提问孩子，等孩子的发声问题解决之后再提问孩子，这样就可以为孩子创造一个相对宽松的上课环境。

在此之后，我对孩子进行心理建设。孩子每天进教室时容易发声，这可能是因为孩子担心进教室后又会发声，从而内心变得紧张。我提供了以下三点建议：

一是慢慢深呼吸，这样可以转移注意力，也可以放松心情，减少紧张焦虑的情绪。

二是在心里默念："发声就发声吧，没什么了不起的。"孩子这样想会帮自己减轻压力。

三是尝试代替性动作，可以动动腿或胳膊，做这样的动作不容易让别人看出来，也不会影响别人，还能起到宣泄紧张焦虑情绪的效果。在上课或聚会等其他容易感到紧张焦虑的时候可以采用这种方法来减少发声。

孩子按照我说的做了，效果不错。

当感到作业可能做不完的时候，孩子就会发声。我提出了以下两个建议：

一是妈妈或家教老师提供帮助，让孩子早些把作业写完，帮助孩子减少紧张焦虑的情绪。

二是让孩子说服自己别着急，慢慢来，写得晚没关系。

这两个措施都有效地缓解了孩子焦虑的情绪。

孩子还会在考试时发声，孩子觉得自己的成绩很不理想，担心同学抱怨他拖了班级的后腿。其实孩子挺努力，只不过基础比较薄弱或者悟性不够。我建议他这样告诉自己："我已经尽力了，但还是没学好，我也没办法。考不好就考不好，只要自己今天比昨天有进步就可以了。"以前他常常在不会做的题目上花太多时间，我建议他如果考虑三四分钟依然不会做就跳过这道题，先做会做的，这样成绩会比之前好些。

虽然成绩不理想，但孩子仍然很想学好，希望考上好高中，只是这样的理想与现实的距离太大，所以我建议他可以考虑职业高中，一样可以获得大专文凭，还可以让压力变小，心情也能变好很多。

经过多种尝试，孩子紧张焦虑的情绪有所缓解，我建议孩子开始尝试进行顺其自然的、循序渐进的自我克制。发声是一种习惯，进行自我克制之后，"不发声"就可能成为新的习惯。孩子刚开始并不一定能做到自我控制，这很正常，顺其自然即可，慢慢等待新习惯的形成。

总而言之，发声的根源往往与紧张焦虑的情绪或不舒服的感觉有关，找到容易导致孩子发声的场合或情形，找到其中的原因，有针对性地想办法，就有可能改善或解决发声问题。

有人曾告诉孩子发声是先天性的，孩子为此很担心。我告诉孩子，一般在紧张焦虑或压力大的场合容易发声，心情放松时就很少发声，这说明发声往往是紧张焦虑造成的，并不是先天性的。他感到宽慰了很多。

过了几个星期，孩子向我反馈，说这些方法的效果不错，发声现象明显减少了。在容易发声的场合，他先深呼吸，然后告诉自己："发声就发声吧。"果然好多了。

此后的几个月里，孩子的情况一直比较稳定，发声的情况变少了。不过，后来有三次发声较多，其中第一次发声较多的时间是在期末考试的前两天，第二次是在期末考试以后的两天，第三次是在开学的前两天。他不明白这是怎么回事，有些担心。孩子在这几个时间点发声是可以理解的，孩子在这几个时间点容易感到紧张焦虑。考试之前，孩子担心考不好，担心题目不会做；考试之后，孩子在等待公布成绩，怕成绩不理想，再加上快放假了，有些兴奋；快开学了，孩子担心学习有困难，担心上课听不懂，担心题目不会做。这些情况都容易导致孩子出现紧张焦虑等情绪，容易导致孩子发声。

我给孩子提供了以下几个建议：

（1）孩子不要关注自己的发声情况，不要数发声的次数，想发声多少次就发声多少次，顺其自然。

（2）孩子在感觉紧张焦虑时可以出去运动一下，出出汗，回来洗洗澡，就能让身体感觉舒服些。他说自己感觉颈椎难受，所以头会动。这可能是因为颈部肌肉紧张，运动能缓解肌肉紧张。

（3）按摩推拿。按摩能缓解肌肉的紧张，能让身体感觉舒服些，也能让心情放松下来。

（4）改变孩子的认知。

对于考高中这件事，孩子说一想起来就觉得可怕。他很努力，也很认真，只是悟性不好，平时考试只能考二三十分，基础比较薄弱。对他来说，考上普通高中并不容易，但他仍然想考上一个好高中，将来还想考军校。我对他说，可以继续努力，能考上普通高中自然不错，即使考不上普通高中，也可以选择职业高中，还可以上国际高中，将来出国留学，条条大路通罗马。我告诉孩子不用担心中考，能学好当然好，学不好也可以顺其自然。听了我的话，孩子在考试前后和开学之前就没有那么紧张焦虑了。

另外，孩子在开学之前感到紧张焦虑，与他和表弟相比较有关。他的表弟在外地上学，寒假比他放得早，开学还比他晚，所以他觉得不公平，而且愤愤不平。我建议他用以下三种思维来分析，孩子就变得释然了。

（1）坏事变好事。放假晚，开学早，能多上课，还不用额外花钱，如果上辅导班就要花几千元呢！

（2）很正常，没什么。全国很多地方的学校放假时间和他的学校一样，这很正常，没什么。他表弟的学校可能比较宽松，放假时间长些是可以理解的。

（3）顺其自然。我们既然生活在这里，顺其自然就可以了，反正周围的同学都一样。

过了一周，孩子说发声的情况变少了，那种很大的怪叫声很少出现了，换成了一种较轻的发声，而且在每节课发声的间隔能达到5～10分钟。孩子不再数自己的发声次数了，能够理直气壮地应对自己发声的情况了。孩子平时跑跑步，跑得出汗了，就能感觉轻松些，对调节情绪很有好处。孩子学会了"坏事变好事"的思维模式，也认可了提前上学相当于免费补课的想法。

另外，孩子发声有时与喉咙不舒服有关系。我建议孩子平时多喝水，少吃刺激性食物。孩子感觉咖啡、巧克力、士力架有兴奋作用，我建议孩子暂时不要碰这类食物。

在学习上，我建议孩子暂时放弃难题，先学好简单的基础知识，这样就能减轻孩子的学习压力。

班上有同学看不起他，嘲笑他，他感到很生气。我这样开导他：首先，要承认自己学习不好，但有的成功人士当初学习并不一定好，后来仍然能够成功；其次，要看到自己的优势，比如历史、音乐、体育等都很不错；最后，将来走向社会以后，学习好与不好的差别没有他想象的那么大，更重要的是为人处事的综合素质，孩子不必因为自己学习不好而自卑。经过开导，他感觉好受多了，说以前总是自己气自己。

我建议孩子在课间出去走走，呼吸一下新鲜空气，多做深呼吸，看看绿色植物，这些都对情绪调节有好处。他坚持跳绳，既为中考做准备，又锻炼了身体，还能让身体感觉舒服些，有一整节课他一直没有发声。

后来，他对发声问题不太在意了，不再数发声的次数，对康复有了信心。

有段时间，他和一个同学发生了矛盾。我建议他不要和那个同学争论，少和那个同学接触。我教给他一个方法，让他告诉自己，不要和不讲理的人争论，对方乐此不疲，却在浪费自己的时间，徒增烦恼。孩子照做了，心里就释然多了，不再和那个同学过多计较。

一个月以后，妈妈说：

孩子的发声情况现在好多了，发声的频率变得很低。不过，孩子和几个同学的关系依然紧张，有时会因某些动作而受到某些同学的嘲笑。我觉得这和孩子的性格有关。在与同学的交往中，孩子无法正确看待同学们的玩笑，认知上有些偏激。

我平时经常向孩子渗透维尼老师提出的三种思维。最近孩子参加学校运动会，我告诉孩子努力即可，对结果顺其自然，所以孩子对比赛结果并不太在意。

实例：孩子为什么总是忍不住喊叫？

一个五年级女孩，几年前开始出现抽动症状。刚开始挤眼睛，摇头，动下巴，最近发声情况比较严重，家长找到我做咨询。她说自己在过于兴奋时想骂人，但知道骂人不对，所以就改为喊叫或哼哼。她在学校上课时经常发声，在家时或者在玩游戏时发声也比较频繁。因为发声影响了其他同学，所以老师让她控制一下，这让她感到了一些压力。

她的脾气很急，有时为一件小事就发火了。她还会出现一些强迫性动作，比如，把东西摆了一次又一次，总要把红领巾系得对称，等等。总体来说，这些症状并不算很严重。

她比较聪明，也很要强，学习成绩挺不错。妈妈在孩子出现抽动症状之后开始读我的著作《顺应心理，孩子更合作》，放宽了对孩子的要求，和孩子相处得比较愉快。妈妈的家庭教育方式没有什么大问题。

刚开始咨询时，我发现孩子面部和头部的动作比较多，孩子在一刻不停地动。我摸了摸孩子的颈部，发觉孩子的颈部有些僵硬。

我建议妈妈经常按摩孩子的颈部，建议孩子在感觉不舒服的时候自己按摩一下头部和颈部，从前额、头顶、后脑勺按摩到脖子。她试了试，感觉舒服些了。我建议她在学校里也这样做，只要孩子能觉得舒服些，抽动自然就会减少。抽动往往会伴随肌肉紧张，按摩能够缓解肌肉紧张，从而减少抽动。

孩子在一刻不停地动，看起来有些紧张。我建议孩子用深呼吸的方式来缓解紧张情绪。她刚开始说深呼吸没有用，后来我发现她对深呼吸的理解有误，她以为深呼吸就是大口喘气。于是我给她做示范，告诉她深呼吸是缓慢而悠长的吸气和吐气。她试了试，说感觉舒服些了。在深呼吸时，她的面部抽动暂时消失了。

孩子在学校里发声比较多。通过一一分析，我发现孩子在学校里发声往往与着急、紧张、兴奋、激动等情绪有关。

孩子在参加公开课时有些兴奋和紧张，发声比较多，还会因为怕发声而感到更加紧张。我建议妈妈和老师协商，让孩子在目前发声情况比较严重的时候暂时不参加公开课，暂时回避这种让她紧张的情况。

孩子喜欢在课堂上回答问题，每次老师提问时，她都会积极举手，盼着能被老师叫起来回答，在等待时容易发声。孩子回答得很不错，就会感到开心，也很兴奋和激动，就容易发声。我建议孩子暂时不要举手，暂时回避这种让她兴奋的情况。同时，我通过改变孩子的认知来减少孩子兴奋或紧张的情绪。我告诉她，被老师叫起来回答问题，答对了固然不错，不过也没什么好兴奋的，只说明自己掌握了这个知识点而已，更何况还有答错的时候呢！没有被叫到不见得是件坏事。她觉得我说的话有道理。当孩子的认知发生改变后，情绪就能变得平静些，发声的情况自然就减少了。孩子采纳了我的建议，后来有两个星期她没有举手回答问题，又过了一阵儿，她开始举手回答问题，喊叫的情况变少了。

在上课没听懂或题目不会做时，她会很着急，就容易发声。我建议她改变自己的认知。她一直觉得自己应该能够听懂老师讲的内容，应该会做所有的题目。其实这种认知是不合理的。一二年级所学的知识相对容易，所以容易听懂，但是到了四五年级，所学知识的难度有所增加，难免会有听不懂或不会做的时候，这是很正常的。到了六年级或初中，听不懂或不会做的情况会越来越多。谁都会有听不懂或不会做的时候，遇到不懂的问题时，可以问老师和同学，也可以回家问妈妈，没什么大不了的。孩子改变认知后，就不大着急了。

另外，生字听写出错了，题目做错了，这都是很正常的。随着年级的升高，所学知识的难度逐渐提高，这种情况会越来越多。孩子自从认识到这种情况很正常之后，即使作业比较多，或者出了错，也不大纠结了。

她在班里做题很快，有时能第一个做完，就会变得很兴奋和激动，容易导致发声。她的个性比较要强，总怕别人做题比她快，一旦有同学做得比她快，她就会变得很着急，也容易导致发声。我建议她改变认知：做题时，首先，要保证质量；其次，才要保证速度。考试的时候，不一定非要第一个做完，也不一定非要第一个交卷，第一个交卷并不一定代表得分就高。不必要求自己第一个做完题，把第一个做完的机会让给别人，自己慢一点儿没关系。孩子对我比较信任，领悟得也比较快，她的认知改变了，发声的现象就明显减少了。

老师曾经要求她控制自己不要发声，孩子对此有压力。我告诉孩子，经过调整，她的发声情况已经明显减少了，所以老师对她的进步应该是满意的。另外，发声是不由自主的，她并不想发声，只是难以自控，并不是在故意捣乱，我告诉她不必有压力。她觉得我的话有道理，感觉好受多了。

孩子发声或抽动的一个重要原因是孩子在做某些事时容易兴奋。我帮助她改变自己的认知，告诉她："这些事情说有意思就有意思，说没意思也没意思，没什么大不了的。"她以前打游戏、上课回答问题或写作业的时候都会兴奋，用这种改变认知的方法，可以有效地降低孩子的兴奋度。这种方法的有效性在多个咨询中都得到了验证。

孩子有时容易着急，还会发脾气，也可以通过改变认知来调整。孩子有时着急去上舞蹈课，想在课前多和朋友玩一会儿，孩子一着急，就会发声。我让她这样说服自己："没什么好着急的，去玩也没多大意思，晚去就晚去吧。"孩子早上总想着急去学校,总想第一个到校，如果妈妈慢了，孩子就会着急，就容易发声。此时可以这样说服自己："早去或晚去都没什么关系，不一定非要第一个到校，不着急，慢慢来。"调整认知之后，孩子就不大着急了。

我和孩子交流得很顺畅，孩子很信任我，愿意听取我的建议。孩子说，她着急的时候会有意识地用我说的方法来说服自己，也会有意识地用深呼吸来调整自己。

　　孩子以前喜欢追求完美，会出现一些强迫症状。比如：孩子一定要把红领巾戴得很整齐；孩子出门前一定要看一下水杯是否摆正，如果感觉水杯没摆正，就会回来把水杯摆正，这样反复好几次；孩子在写作业时不允许自己写错，写错一个字就发脾气；孩子一定要把书包、铅笔盒整理得很整齐，而且要反复整理；拼乐高时，孩子的要求很高，一定要求拼搭出完美的造型，只要觉得不够完美，就要反复修正。妈妈说，孩子经常处在兴奋和烦躁的状态，还容易发脾气。

　　针对以上情况，我建议孩子要接纳自己的强迫症状，想做就做，只要不用花太多时间，就没什么关系。孩子如果能做到接纳自己的强迫症状，就能让自己的心情变得平和些，这样有利于缓解强迫症状。此外，我建议孩子这样改变自己的认知：把红领巾、书包、铅笔盒整理得特别整齐，就像工艺品一样美观，的确不错；没有经过整理的时候，这些物品虽然显得不整齐，但富于变化，呈现出错落有致的艺术气息，就像艺术品一样，也不错；这些物品摆放得不整齐，有些凌乱，每次都会有一些变化，能让人产生不被束缚的感觉，有助于激发创造力，也很好。当孩子改变认知之后，强迫症状就逐渐减少了。

　　孩子有时会因为怕自己喊叫而紧张，结果反而喊叫得更多。上舞蹈课或考试时，孩子就会出现类似的情况。我建议孩子这样改变认知：首先，自己的喊叫已经比以前大大减少了；其次，大家已经对自己的发声习惯了，不会特别介意，所以喊就喊吧，没什么大不了的。孩子这样调整认知后，喊得少些了。

无论出现的是抽动症状还是强迫症状，孩子都要接纳自己的行为。孩子以前会忍不住想摸开水壶，越是想忍住不摸，就越是想摸。后来孩子接纳了自己的这种行为，想摸就摸，没什么大不了的，而且并没有被烫伤过，后来想摸开水壶的欲望逐渐变少了。

临近期末考试的时候，她比较在意考试成绩，想获得更多的奖状，所以她的压力比较大，也比较紧张。做卷子时，她会忍不住在卷子上乱画，这往往是为了宣泄紧张的情绪，释放压力。为了帮她减压，我这样开导她：能考多少分就考多少分，不用把所有的奖状都拿到手，可以给别人留些获奖的机会；即使拿到了奖状，也就能高兴一阵儿；奖状只代表过去的成绩，不必过于看重。妈妈也时不时给孩子减压，孩子感觉好多了。

经过几个月的咨询，孩子的抽动症状和强迫症状基本上消失了，即使偶尔出现，孩子对此也不太在意了。孩子平时很放松，在学校不再喊叫了，比较淡定从容。

实例: 如何逐步减少不安全感?

一个初二男生在被诊断为抽动症和强迫症后, 在我这里做康复咨询。

妈妈告诉我, 孩子在上幼儿园的时候经常哭, 不喜欢上幼儿园, 还害怕很多事情。有段时间, 孩子总是要求把鞋子和袜子摆放得很整齐, 还频繁眨眼睛。

处于幼儿时期的孩子要求把鞋子和袜子摆放得很整齐, 这种行为属于秩序敏感期的行为, 从表面上看与爱整齐的强迫症状类似。孩子有时频繁眨眼睛, 这种情况有可能属于抽动症状。孩子从小比较敏感, 缺乏安全感, 这样的性格容易引发抽动症或强迫症。

上小学以后, 妈妈因为学习的问题经常冲孩子发火, 孩子有时会频繁眨眼睛。孩子上五年级时, 妈妈读了我的书《顺应心理, 孩子更合作》, 改变了教育方式, 很少对孩子发火了。孩子上六年级时, 姥姥生重病住院, 家里的气氛变得有些紧张, 孩子有些害怕, 开始出现轻咳声。妈妈当时告诉孩子, 如果发出声音能让自己舒服些, 就可以吼出来, 后来孩子在感觉不舒服时就会吼叫。

孩子吼叫可以在一定程度上宣泄不舒服的感觉，变成习惯之后就容易形成发声性抽动。

上小学后，他和妹妹出现了一些矛盾，经常争吵，妈妈总是要求他让着妹妹，总是批评他，他感到非常委屈。如今虽然妈妈不这么做了，但兄妹两人依然经常吵架。他很讨厌妹妹，有时听到妹妹发出声音就会吼叫。

孩子睡觉前总会感到莫名的害怕，害怕自己的视力不好，甚至失明，还会担心第二天早上起来看不到妈妈。孩子总觉得会发生不好的事情，白天想起来也会害怕。孩子在感到害怕时就会吼叫，在写作业时也会吼叫，在考试之前感到紧张，也会吼叫。孩子还形成几套固定的动作程序，必须按照程序做完动作，而且这套程序不能被打断，一旦被打断，就要重新做一遍，做完才觉得安心。孩子对某些事情要求完美，看到某个图案不完整就会觉得很难受。孩子因为担心自己的眼睛出问题，经常做一些固定的眼部动作。

孩子既有抽动症状，比如吼叫（发声）、频繁眨眼睛等，又有强迫症状，比如仪式性动作、固定程序的动作等。这些症状往往是在孩子感觉难受、害怕、紧张或焦虑时出现。

我和孩子进行了多次面询。孩子说，他之所以会吼叫，是因为觉得难受，吼叫之后会感觉舒服些。我认为，减少发声的关键在于找到孩子难受的原因，想办法解决让孩子感到难受的问题，孩子一旦不难受了，就不会吼叫了。

他很讨厌妹妹，说听到妹妹的声音就难受，就会不由自主地吼叫。我建议他和妹妹处好关系，一旦他和妹妹的关系变融洽了，他就不再讨厌妹妹了，吼叫就会变少了。刚开始他一直认为妹妹不应该这样做，不应该那样做，其实妹妹还小，不懂事或调皮吵闹是很正常的。他觉得我的分析有道理，对妹妹的讨厌逐渐减少了，还会和妹妹分享一些东西。我建议妈妈和妹妹沟通一下，让妹妹不要和哥哥顶嘴，以减少冲突。就这样，兄妹俩的关系慢慢变好了。他因为听到妹妹的声音而吼叫的现象也减少了。

他在写作业时为什么会吼叫呢？这可能有多种原因：有时因为妈妈催他赶紧写作业，他觉得烦躁；有时因为作业太多，他觉得自己做不完，就会烦躁；有时因为题目做不出来，他就会很着急，心情不好；有时他钻研一道题目的时间太长，导致写不完作业，他就会感觉很难受；有时因为他不愿做老师布置的作业，不想按照老师的要求去完成作业；有时因为他听到妈妈在训斥妹妹做作业磨蹭，自己的心情也受到了影响。

针对以上这些原因，我给出了一系列解决方案：妈妈适当降低对孩子的要求，给孩子一些玩耍的时间，不要催促孩子写作业；如果作业过多，或者时间过于紧张，可以想办法快速完成，或者由妈妈适当帮助完成；题目解不出来时，孩子需要改变自己的认知，题目做不出很正常，没什么，谁都会碰到不会做的题目；写作业时，钻研一道题目的时间不宜超过五分钟，等作业全部写完了，如果有时间再去钻研难题；孩子如果觉得老师没有必要布置某些作业，就可以快速简化完成；孩子如果在写作业时感到难受，就停下来休息一会儿。

针对妈妈训斥妹妹影响他的心情的问题，我和妈妈进行了沟通。

我建议妈妈多鼓励妹妹，想办法改善妹妹写作业的状态，妈妈要适当克制自己的情绪。我建议孩子这样改变认知：妈妈训斥妹妹并不是在训斥自己，和自己关系不大，比起妹妹挨训的感受，自己好受多了，这样想就能让自己的心情变得好一些。

另外，他比较看重学习成绩，对中考有些担忧，在月考、期中考试和期末考试之前有些紧张。我和他进行了详细的交流，帮助他有效地缓减压力。

孩子采纳了我建议的应对方法，后来写作业时，他的状态好多了，发声也越来越少了。

孩子会担忧很多事情，每当担忧的时候，孩子的抽动动作、发声和强迫动作都比较多。孩子经常担忧自己会生重病。我建议他这样改变认知：一般不会生重病的，万一生重病了，就听天由命。这种认知并不否认生病的可能性，但是要把认知的重点放在"一般没什么大问题"上，能让孩子感到安心。他试着照做了，效果挺不错，后来不再担心自己生重病了。

他为什么会出现一些仪式性动作呢？这与缺乏安全感有关。他总会担心有不好的事情发生，他如果按照固定的程序把一套动作做完，就能感觉安心一些。有一次，他刚做完一整套仪式性动作，对我说出了他的感觉，他觉得将来会有不好的事情发生，如果不把这一整套动作做完，就会觉得将来更可怕，只要把这一整套动作做上一遍，不好的事情就不会发生了。

如何解决这类问题呢？我建议他这样想："车到山前必有路。"也可以这样想："兵来将挡，水来土掩。"也可以这样想："到时候再说。"对于还没有发生的事情，我们可以稍做谋划，但不必思虑过多，一般都有解决的方法。另外，在接纳仪式性动作的前提下，我建议他经常给自己积极的心理暗示，一般不会发生什么不好的事情，万一发生了，到时候再说。

孩子如果总是担心会发生不好的事情，就容易让不安全感变得更强烈，可以用我提出的三种思维来应对。坏事可以变成好事，即使发生了坏事，坏事也有好的一面，或者经过努力，坏事会变成好事。既然这样，还有必要害怕发生坏事吗？发生不好的事情其实很正常，没什么大不了的。如果孩子能够这样想，不安全感就会进一步减轻。如果真的发生坏事，就让它发生吧，顺其自然，即使是权力再大、财富再多的人也会遇到坏事情，安然接受吧。

这样改变孩子的认知是有效果的，孩子逐渐不再担心会发生不好的事情了。

我建议妈妈改进自己的教育方式。妈妈以前对孩子乱丢东西或不收拾房间比较不满，有时为此批评孩子，孩子感到不高兴，就容易吼叫。其实妈妈不必刻意要求孩子养成整洁的习惯，孩子不爱收拾房间，或者不爱整齐，还可以避免出现洁癖，这对有强迫症状的孩子来说是好事。

妈妈先要学会接纳孩子的情绪和症状，然后再想办法解决。孩子平时容易出现害怕的心理。房间过于安静时，他会感觉有些害怕，所以就会发声。我建议他播放音乐，这样感觉就会好些。孩子晚上独自睡觉时会感到害怕，我建议爸爸陪着他睡觉。有几天，孩子讨厌一个花瓶，他觉得那个花瓶会带来不好的事情。我建议妈妈把花瓶暂时收起来，过了几天，孩子就把这件事情淡忘了。

咨询持续了三周，在改善或解决了那些让他经常难受的问题之后，他变得放松多了，发声情况和强迫动作都大大减少，孩子对我越来越信任。此时，我建议他尝试进行自我克制。我对他说，目前想吼叫的时候就吼叫，想做什么动作时就做什么动作，没什么大不了的，不过，可以在比较放松的时候进行循序渐进的、顺其自然的自我克制。循序渐进是指刚开始稍微进行自我克制，以后逐渐增加自我克制的次数。顺其自然是指能克制住自己就克制，如果克制不住就去做，没什么关系。我建议他不用着急，用几周或几个月的时间来练习自我克制。孩子对我很信任，孩子的悟性比较高，此时的问题已经不是那么严重了，一周之后，自我克制有了明显的效果，抽动动作明显减少了。又过了两三周，孩子发声和强迫动作越来越少了，只在睡觉之前会做一些仪式性动作。我和孩子交流后得知，因为晚上过于安静，孩子有些害怕，又听到了妈妈和妹妹吵架的声音，就更加害怕了。我建议他播放音乐，睡前和妈妈、妹妹玩一会儿，转移一下注意力，再适当地进行自我克制，孩子的强迫动作就大大减少了。

后来，孩子对某些声音感觉难受，这些声音往往是一些令人不太舒服的声音，比如妹妹吵闹的声音、挪动椅子的声音、隔壁电钻钻墙或工人砸墙的声音、割草机的声音等。我建议孩子尝试接纳这些令人不太舒服的声音，生活中难免会出现这样的声音，很正常，没什么。孩子如果能这样想，就能变得平静些。正所谓心静自然凉，夏天酷热难耐，让人难受，但夏天天气热是必然的，很正常，心情平静地接受这个事实，就会感觉好受些。再配合深呼吸，适当地转移注意力，适当地进行自我克制，就会有不错的效果。

我还发现孩子在看手机时容易抽动和发声。和孩子交流后，我发现孩子在手机上看到了一些让他的情绪变差的事情，孩子的情绪不好，就容易出现抽动症状。另外，孩子过于追求完美，对某些事情要求过高。我结合具体事情和他一一讨论，改变了孩子的认知，逐渐取得了不错的效果。

在咨询的过程中，我对孩子具体的症状并不关注，主要关注孩子症状背后难受的感觉，重点寻找孩子感觉难受的原因。我主要从改变孩子的认知和解决现实问题这两个角度来让孩子不再感觉那么难受。这个孩子的认知改变得比较顺利，但是有的孩子的认知根深蒂固，改变起来并不容易，需要长期努力。所以，最好的应对方法是以预防为主。父母要放下对孩子卫生习惯的执着，不必过度激励孩子上进或要强。这就是中医治未病的道理。